Das richtige
Schüßler-Salz
für Ihren Typ

Marlene
Weinmann

Das richtige
Schüßler-Salz
für Ihren Typ

Weltbild

Besuchen Sie uns im Internet:
www.weltbild.de

Die Autorin

Marlene Weinmann studierte Humangenetik und Ethnologie in München und Wien. Sie publiziert seit mehreren Jahren als Fachautorin und Wissenschaftsjournalistin mit den Themenschwerpunkten »Gesundheit«, »Ernährung« und »Alternative Heilmethoden« in Fachzeitschriften und arbeitet für verschiedene Rundfunkanstalten. Sie lebt und arbeitet in Hamburg und in ihrer Heimatstadt Wien.

Weltbild Taschenbuch

Inhalt

Eine alte Heilmethode, neu entdeckt

Vieles hat sich in den letzten Jahren im Gesundheitssystem bewegt. Die Budgetkürzungen der jüngsten Zeit haben auch ein Umdenken in Gang gesetzt: Immer mehr Menschen erkennen, dass sie selbst für ihre Gesundheit verantwortlich sind.

Eine sanfte Heilmethode für alle

Hier setzen die Schüßler-Salze an: die Lehre von der »Chemie des Lebens«, die von dem Arzt Wilhelm Heinrich Schüßler zu Beginn des letzten Jahrhunderts entwickelt wurde. Sie beruht auf der Erkenntnis, dass in jedem Gewebe des Körpers unterschiedliche Mineralsalze vorherrschen, die als wichtige Nährstoffe der Zellen die Gesundheit beeinflussen. Dr. Schüßler führte Erkrankungen daher auf Störungen der Zellfunktionen zurück. Durch die Gabe geeigneter Mineralsalze kann der entgleiste Zellstoffwechsel und damit das gesamte Körpersystem wieder ins gesunde Gleichgewicht gebracht werden.

> »Du leidest an einer alten Krankheit – willst du nicht ein altes Mittel dagegen nehmen?«
> (Francesco Petrarca)

Dr. Schüßler fand heraus, welche Anzeichen jeweils typisch für den Mangel an bestimmten Mineralien sind, und gab dann gezielt diese Mineralien – allerdings in einer aufbereiteten Form. Er übernahm die Methode der Potenzierung aus der Homöopathie, um den Zellen die Aufnahme der Mineralien in dieser verdünnten Form zu erleichtern. Die Heilerfolge von Dr. Schüßler waren so überzeugend, dass seine Methode über Generationen hinweg angewendet wurde. Heute erfreuen sich Schüßler-Salze immer größerer Beliebtheit – aus guten Gründen.

Das richtige Salz für sich finden

Die sogenannte Antlitz-Diagnose, die Dr. Schüßler entwickelte, ermöglicht es jedem, relativ rasch und sicher das Salz zu finden, das im Körper fehlt und dafür verantwortlich ist, dass wir zu ganz bestimmten körperlichen, aber auch seelischen und mentalen Schwächen neigen. Auch heute wird die Antlitz-Analyse von Heilpraktikern genutzt, um Beschwerden sicher diagnostizieren und behandeln zu können.

Gesichtsform, Proportionen und Faltenbildung können Aufschluss über körperliche wie auch psychische Vorgänge geben.

Zur Antlitz-Diagnose brauchen Sie nur etwas Ruhe und Zeit. Sie können anhand der deutlichen Anzeichen, die ich Ihnen ab Seite 55 nenne, sehen, welches Salz Sie für Ihr Wohlbefinden ergänzen sollten.

→ Sehr häufig fehlt nicht nur ein Salz! Wenn Sie bei sich also Anzeichen des Mangels mehrerer Salze erkennen, ist das keine Seltenheit und ganz normal.
→ Vergleichen Sie die im Text beschriebenen Signale und Merkmale auch mit den Porträtzeichnungen (→ S. 63).

Den ganzen Menschen heilen

Ein weiterer großer Vorteil der Salze ist ihre ganzheitliche Wirkung. Sie greifen auf allen Ebenen an – auf der körperlichen ebenso wie auf der seelischen: eine wichtige

Voraussetzung für dauerhafte Gesundung. Denn fast jeder Erkrankung liegt eine Störung im körperlichen und psychischen Bereich zugrunde. »Ihr« Schüßler-Salz hilft Ihnen, Störungen auszugleichen.

Es gibt keine Wundermittel

Schüßler-Salze sind keine Allheilmittel. Die Selbstbehandlung mit den verdünnten Mineralstoffen hat ihre Grenzen, die zu Ihrer Sicherheit immer klar ausgewiesen sind. Doch Schüßler-Salze sind ein vielfach erprobtes, natürliches und wirksames Heilverfahren, mit dem Sie gesundheitliche Störungen dort anpacken können, wo sie entstehen – auf der Ebene der Zellen.

»Es ist nicht genug, zu wissen, man muss es auch anwenden; es ist nicht genug, zu wollen, man muss es auch tun.«
(Johann W. von Goethe)

Mit Dr. Schüßlers Heilmethode werden Sie sich und Ihren Körper besser kennenlernen und können so rascher gegen Störungen oder eine Schwäche Ihres Wohlbefindens einschreiten – und das mit natürlichen Mitteln, die garantiert keine Nebenwirkungen haben.

Dieses Buch stellt Ihnen ausführlich die Schüßler-Salze und ihre Wirkweisen für die Selbstbehandlung einer Vielzahl von Beschwerden vor. Sie erfahren, wie Sie

→ das Schüßler-Salz finden, das Ihre für Sie und Ihre Konstitution typischen Schwachstellen ausgleicht und Ihnen so ein beschwerdefreieres Leben und mehr Lebensfreude schenkt;

→ mit den klassischen Schüßler-Salzen eine Vielzahl alltäglich auftretender Beschwerden bei Ihrer Familie und sich selbst behandeln können.

Chemie des Lebens

Rudolf Virchow, Louis Pasteur, Charles Darwin sind berühmte Namen, die den Beginn einer neuen Ära in der Medizin und der Biologie markieren. Auch im niedersächsischen Oldenburg wurde intensiv geforscht: Hier befasste sich Ende des 19. Jahrhunderts der Arzt Dr. Heinrich Wilhelm Schüßler mit Mineralsalzen. Er fand heraus, dass diese unerlässlich für den Ablauf sämtlicher Lebensfunktionen sind. Dies legte den Grundstein zu einer neuen Heilmethode: der Biochemie, vom griechischen »bios« für Leben und von »Chemie«, der Lehre von den Eigenschaften und der Zusammensetzung der Stoffe.

Das Geheimnis der Schüßler-Salze

Schüßler war ursprünglich als Homöopath tätig. Angesichts der Vielzahl der Mittel empfand er die homöopathische Lehre jedoch bald als zu kompliziert. So suchte Schüßler nach einem vereinfachten Heilkonzept. Er fand es in den wichtigsten Salzen des Lebens: Mineralsalze in homöopathischer Aufbereitung, einfach in der Anwendung und dabei enorm wirksam. Dass Schüßler-Salze derzeit eine Renaissance erleben, hat gute Gründe.

»Krankheiten der Zellen sind zugleich Krankheiten des Körpers.«
(Rudolf Virchow 1821–1902)

Die Zellen: Spiegel der Gesundheit

Die Weichen zwischen gesund und krank werden in den kleinsten Bausteinen des Organismus gestellt: in den Zellen unseres Körpers. Diese Erkenntnis war wegweisend für den hochbegabten Schüßler. Sein Zeitgenosse, der deutsche Zellforscher Rudolf Virchow, hatte die Zelle als zentralen »Ausgangspunkt des Lebensprozesses und der Krankheitsentstehung« erkannt und benannt: Leben war demnach Ausdruck der Zelltätigkeit. Darin spiegelt sich die Gesundheit und Abwehrkraft des Körpers wider. Sind die Zellen gesund, ist der gesamte Organismus gesund. Krankheiten hingegen gehen auf gestörte Zellfunktionen zurück.

1874 veröffentlichte Schüßler seine »Abgekürzte Therapie«. Damit begann der Siegeszug seiner biochemischen Heilweise.

»Zentrale Bedeutung für die Zellfunktionen haben Mineralstoffe.« Zu Zeiten Schüßlers war das Fazit des holländischen Forschers Jacob Moleschott (1822–1893) bahnbrechend und wurde zur zweiten Säule der Schüßler-Therapie: »Gesund bleiben kann der Mensch nur, wenn er die nötigen Mineralstoffe in der erforderlichen Menge und im richtigen Verhältnis zueinander besitzt.«

Angespornt von den wissenschaftlichen Pionierleistungen seiner Zeit, führte Schüßler akribisch Zellforschungen der besonderen Art durch: Er untersuchte die Asche Verstorbener auf ihren Gehalt an Mineralstoffen. Dabei fand er erstaunliche Parallelen zwischen den Erkrankungen, die diese zu Lebzeiten plagten, und Störungen in ihrem Mineralstoffhaushalt. Für Schüßler als homöopathisch geschultem und denkendem Arzt war rasch klar: Bestimmte Mineralsalze müssen in den Zellen des Körpers in der richtigen Menge vorhanden sein. Andernfalls gerät der Stoffwechsel der Zellen aus dem gesunden Gleichgewicht. Und das kann Krankheiten den Weg ebnen, da die körpereigene Abwehr geschwächt wird.

Schüßlers Grundidee

Führt man den Zellen fehlende Salze gezielt zu, so die These Schüßlers, können die durch den Mangel gestörten Funktionen wieder normalisiert werden, und der Zellstoffwechsel arbeitet wieder reibungslos. Schüßler verfeinerte seine Behandlungsweise immer weiter. Bald behandelte der ehemalige Homöopath nur noch mit zwölf ausgewählten Mineralsalzen. Er nannte sie »Funktionsmittel«, denn jedes einzelne der Salze übt einen bestimmten Einfluss auf die Funktionen unseres Körpers aus.

Der Weg der Salze in die Zellen

Auch wenn wir gesund und ausgewogen essen, ist das keine Garantie dafür, dass Mineralstoffe optimal im Körper verteilt werden. Sie mögen zwar ausreichend zugeführt werden, doch die Zellen können sie nicht aufnehmen. Ist die Aufnahme eingeschränkt – Schüßler nannte das »Verteilungsstörung« –, zieht das weite Kreise. Denn kommt der Mineralstoffhaushalt der einzelnen Zelle aus der Balance, ist der gesamte Organismus funktionell beeinträchtigt. Entscheidend ist also, was ankommt: Nur das kann wirksam werden.

Ihr Blutbild mag ausreichend Mineralstoffe aufzeigen. Nicht aber, ob Ihre Zellen auch in der Lage sind, die wertvollen Nährstoffe aus dem Blut aufzunehmen.

Es gilt also, die Mineralstoffe aus der Nahrung dorthin zu bringen, wo sie im Körper benötigt werden, und dafür zu sorgen, dass jede einzelne Zelle bekommt, was sie für ihre Funktionsfähigkeit benötigt. Doch wie? Die Antwort fand sich rasch im reichen Erfahrungsschatz des Homöopathen Schüßler. Er verdünnte die Mineralsalze so stark, dass sie schneller an ihre Wirkstätten gelangen können: über die Schleimhäute in Mundhöhle, Rachen und Speiseröhre unmittelbar ins Blut und auf direktem Weg in die Zellen. Um eine optimale Einsatzfähigkeit – Fachleute nennen das »Bioverfügbarkeit« – zu erreichen, wandte der Oldenburger Arzt ein bekanntes Verfahren aus der Homöopathie an: die von Samuel Hahnemann (1755–1843) entwickelte Potenzierung.

Optimale Verwertbarkeit
Schüßler wusste, dass Mineralstoffe »pur« vom Körper nicht so gut verwertet werden können. Verdünnung dagegen macht sie »körperfreundlicher«, da sie so die winzigen Öffnungen der Zellwand passieren können. Diesen Effekt erreicht man durch die Potenzierung – die keinesfalls nur als Verdünnung verstanden werden darf. Vielmehr verstärkt die immer feinere Aufschließung der Ausgangssubstanz ihre Wirkung.

Potenzieren erhöht trotz stofflicher Verminderung die Wirkung – Schüßler-Salze weisen nicht umsonst so ausgezeichnete Behandlungserfolge auf.

Beim Potenzieren wird ein Teil der Ausgangssubstanz mit neun Teilen Milchzucker oder Alkohol verrieben oder verschüttelt. Heraus kommt dabei ein zehnprozentiges Stoffgemisch, eine D1 mit dem Verhältnis 1:10. Dieser Vorgang lässt sich beliebig oft wiederholen – so lange, bis die gewünschte Potenz erreicht ist. Für D6, also die 6. Dezimalpotenz, wird die Ausgangssubstanz sechsmal nacheinander im Verhältnis 1:10 verdünnt. Ein Mittel mit der Potenz D6 enthält also noch ein Millionstel der ursprünglichen Menge der Ausgangssubstanz. Bei D12 liegt das Verhältnis bereits bei einem Molekül Mineralsalz und einer Billion Milchzuckermolekülen.

AUF DEN SPUREN HAHNEMANNS

Der Begründer der Homöopathie, Samuel Hahnemann (1755–1843), lehrte die Heilung von einer Krankheit mit sehr geringen Mengen jenes Mittels, das ursprünglich genau die typischen Symptome hervorruft. Das berühmte Ähnlichkeitsprinzip der Homöopathie lautet: »Gleiches mit Gleichem behandeln.«

Zwischen der Behandlung mit Schüßler-Salzen und der Homöopathie gibt es jedoch wesentliche Unterschiede, auch wenn ihre Mittel nach dem gleichen Prinzip hergestellt werden. »Mein Heilverfahren ist kein homöopathisches«, so Schüßler in seiner »Abgekürzten Therapie«. Es »gründet sich nicht auf das Ähnlichkeitsprinzip, sondern auf die physiologisch-chemischen Vorgänge, die sich im menschlichen Körper vollziehen«.

»Krankheiten entstehen durch Mangel an bestimmten lebenswichtigen Mineralien. Durch Zuführen der fehlenden Stoffe tritt Heilung ein.« (Dr. Schüßler)

Anders als in der Homöopathie wird in Schüßlers Biochemie das passende Mittel also nicht nach dem Prinzip der Ähnlichkeit ausgewählt. Denn bei den Salzen des Lebens muss die Wirkung nicht mit dem zu behandelnden Krankheitsbild übereinstimmen.

So wirken Schüßler-Salze

Schüßler-Salze ersetzen nicht einfach nur, was fehlt. Sie bewirken wesentlich mehr: Sie greifen regulierend in den Stoffwechsel der Zellen ein. Anders als Mineralstoffpräparate dienen die Salze des Lebens nicht dem mengenmäßigen Ausgleich eines Mangels. Vielmehr helfen sie den Zellen, die Mineralstoffe aus der Nahrung optimal nutzen zu können. Der Grund hierfür liegt im Detail – in der Aufbereitung. Denn durch die Potenzierung besitzen Schüßler-Salze andere Wirkeigenschaften als »normale« grobstoffliche Mineralstoffe. Sie übermitteln den Zellen die Information, wie sie besser auf das Angebot an Nährstoffen zurückgreifen können, und geben ihnen so den entscheidenden Impuls, sich selbst wieder ins Gleichgewicht zu bringen. Damit wird die körpereigene Fähigkeit zur Selbstheilung wiederhergestellt: Schüßler-Salze zielen so auf umfassende, langfristige Gesundung ab.

Direkt ins System

Die übliche Methode, einen Mangel an einem bestimmten Mineralstoff zu beheben, ist, ihn in hoher Dosierung durch spezielle Präparate zuzuführen. Das lässt den Mineralstoffgehalt im Blut wie gewünscht ansteigen. Allerdings nur vorübergehend: Denn bleibt der Nachschub aus, sinkt der Pegel an Stoff XY wieder. Hinzu kommt, dass hohe Dosen an Mineralstoffen, ebenso wie an Vitaminen und Spurenelementen, in den meisten Fällen von den Nieren flugs wieder ausgeschieden werden. Was ursprünglich in die Zellen geschleust werden soll, landet in der Kanalisation.

Mit Schüßler-Salzen können Sie gesundheitliche Störungen direkt an der Wurzel packen und sie dort regulieren, wo sie ihren Anfang nehmen: auf der Ebene der Körperzellen.

Diese Effekte bleiben bei Schüßler-Salzen aus, da sie nicht über das Verdauungssystem aufgenommen werden. So umgehen sie die Um- und Abbauprozesse im Stoffwechsel und strömen via Mundschleimhaut direkt ins Blut. Hier zirkulieren die Mineralsalze so lange, bis die Zellen sie in den benötigten Mengen aufnehmen.

EIN FUNDAMENT FÜR DIE GESUNDHEIT

Schüßler-Salze schaffen die Basis für Gesundheit, indem sie entgleiste Körpervorgänge wieder in die richtige Spur bringen. Ihre Hebel setzen dazu an vielen Stellen an: So helfen sie uns beispielsweise, uns besser zu entspannen, oder dämpfen unsere Gelüste auf ungesunde Nahrungsmittel. Damit sind sie bestens geeignet zur Pflege der Gesundheit, sowohl zur Vorbeugung wie zur Behandlung bereits bestehender Beschwerden.

In der klassischen Biochemie ist jedem Salz eine Körperfunktion oder Beschwerde zugeordnet, bei der es sich besonders bewährt – ein guter erster Anhaltspunkt, um schnell zum wirksamsten Salz bei akuten Gesundheitsproblemen zu finden.

→ Calcium fluoratum – für die Gefäße und die Elastizität der Körpergewebe
→ Calcium phosphoricum – für Aufbau und Regeneration
→ Ferrum phosphoricum – bei Fieber
→ Kalium chloratum – bei Entzündungen und für gesunde Schleimhäute
→ Kalium phosphoricum – für Nerven und Psyche
→ Kalium sulfuricum – für den Stoffwechsel
→ Magnesium phosphoricum – bei Schmerzen und der Neigung zu Krämpfen
→ Natrium chloratum – für Blut und Flüssigkeitshaushalt
→ Natrium phosphoricum – zur Entsäuerung
→ Natrium sulfuricum – zur Entschlackung und Entgiftung des Stoffwechsels
→ Silicea – für Haut und Bindegewebe
→ Calcium sulfuricum – bei eitrigen Prozessen

Wie Ihnen die Salze helfen

Bevor Sie die Salze und ihre Eigenschaften im Einzelnen kennenlernen, sollten Sie wissen, wie Sie diese richtig anwenden. Das ist zwar denkbar einfach – dennoch gibt es einiges zu berücksichtigen, damit die Salze ihre Wirkung auch in vollem Umfang entfalten können.

Für Säuglinge und Kleinkinder zerdrücken Sie die Tablette und geben das Pulver direkt auf die Zunge. Alternativ mischen Sie es der Flaschennahrung bei.

Die Wirkung beginnt auf der Zunge

Schüßler-Salze schluckt man nicht wie Tabletten oder Pillen. Man lässt sie langsam auf der Zunge zergehen – eine ganz grundsätzliche Angelegenheit. Denn nach dem Prinzip dieser Behandlungsmethode beginnt die Wirkung bereits mit der Aufnahme der feinstverteilten Arzneistoffe durch die Mundschleimhaut. Das langsame Zerfallen der Substanzen im Mund gehört mithin zum Heilplan.

→ Damit die Salze ihre Wirkung optimal entfalten können, sollten Sie diese nicht zu den Mahlzeiten einnehmen. Als Faustregel gilt: 30 Minuten vor oder eine Stunde nach dem Essen.

→ Kaffee, Schwarztee, Pfefferminze, Kakao, ätherische Öle und künstliche Süßstoffe können die Aufnahme der Schüßler-Salze beeinträchtigen – deshalb also unmittelbar vor oder nach der Einnahme meiden oder während der Behandlungsdauer darauf verzichten.

→ Schüßler empfahl, seine Funktionsmittel ausschließlich in der Potenz D6 einzunehmen. Mit Ausnahme der Salze Nr. 1, 3 und 11: Sie werden nur in der Potenz D12 angewendet, um so optimal ihre Wirkung zu entfalten.

Wie lange einnehmen?

Wollen Sie akute Beschwerden behandeln, gelten prinzipiell zwei Voraussetzungen:

1. So schnell mit der Einnahme beginnen, wie möglich.
2. Je ausgeprägter die Symptome sind, desto häufiger sollten Sie die Salze einnehmen.

Lassen Sie anfangs alle fünf Minuten und bei spürbar eintretender Wirkung später viertel- bis halbstündlich eine Tablette auf der Zunge zergehen. Kinder unter zwölf Jahren nehmen halb- bis einstündlich eine Tablette ein. Fahren Sie damit so lange fort, bis die akuten Beschwerden völlig abgeklungen sind, was meist bereits nach wenigen Stunden der Fall ist. Im Anschluss daran reduzieren Sie die Einnahme der Tabletten auf alle zwei Stunden. Am nächsten Tag nehmen Sie nur noch dreimal täglich eine Tablette.

Grundsätzlich sollte man nur ein Schüßler-Salz einnehmen. Sollten bei einem Problem zwei oder gar drei nötig sein, muss zwischen der Einnahme der verschiedenen Salze jeweils mindestens eine Stunde liegen.

Bei chronischen Beschwerden ist – das liegt in ihrer Natur – auch eine längere Behandlung erforderlich. Das kann bedeuten, dass Sie ein Salz über mehrere Wochen einnehmen müssen, bis die Beschwerden abgeklungen sind. Erwachsene nehmen in diesen Fällen und begleitend zur ärztlichen Therapie drei- bis viermal täglich zwei Tabletten. Kinder unter zwölf Jahren weniger, drei- bis viermal täglich nur eine Tablette.

Konstitutionelle Schwächen und typbedingte Beschwerden behandeln Sie im Rahmen einer Konstitutionsbehandlung – mit dem für Sie passenden Schüßler-Salz (→ Seite 26, 28 ff.).

Äußerliche Anwendung

Zur äußerlichen Anwendung eignen sich die biochemischen Salben (→ Seite 53), die Sie ebenso wie die Tabletten in der Apotheke erhalten. Die in den Salben enthaltenen Mineralsalze werden über die Haut aufgenommen.

DIE SALZE UND IHRE REGELPOTENZEN

Schüßler empfahl, seine Funktionsmittel in der Potenz D6 einzunehmen. Mit Ausnahme der Salze Nr. 1, 3 und 11: Sie werden in der Potenz D12 angewendet.

Die Regelpotenzen für die zwölf Salze im Überblick:

Nr. 1	Calcium fluoratum	D12
Nr. 2	Calcium phosphoricum	D6
Nr. 3	Ferrum phosphoricum	D12
Nr. 4	Kalium chloratum	D6
Nr. 5	Kalium phosphoricum	D6
Nr. 6	Kalium sulfuricum	D6
Nr. 7	Magnesium phosphoricum	D6
Nr. 8	Natrium chloratum	D6
Nr. 9	Natrium phosphoricum	D6
Nr. 10	Natrium sulfuricum	D6
Nr. 11	Silicea	D12
Nr. 12	Calcium sulfuricum	D6

Sind Ihre Beschwerden besonders stark ausgeprägt, sollten Sie Salben und Tabletten gemeinsam verwenden. Ansonsten genügen die Salben, im akuten Fall anfangs in Abständen von 15 bis 30 Minuten. Bei Besserung reduzieren Sie die Anwendung auf zwei- bis dreimal täglich.

Bei bereits länger bestehenden, chronischen Beschwerden empfiehlt sich ein Verband. Damit ersparen Sie sich das mehrmals tägliche Einreiben.

Eine andere Möglichkeit zur äußerlichen Anwendung der Schüßler-Salze sind feuchte Umschläge. Dazu lösen Sie zehn Tabletten des jeweiligen Salzes in einem Liter frisch abgekochtem und abgekühltem Wasser auf. Damit tränken Sie eine Mullbinde und legen diese auf die zu behandelnde Stelle. Auch die feuchten Umschläge sollten Sie mehrmals täglich wechseln.

Allergie gegen Milchzucker?

Wenn Sie Laktose nicht vertragen, lösen Sie das ausgewählte Salz in abgekochtem, heißem Wasser auf. Schluckweise einnehmen und ein bis zwei Minuten im Mund lassen. Nun der Trick: Das Wasser nicht schlucken, sondern ausspucken.

Menschen mit einer Laktoseintoleranz können Milchzucker nicht verdauen. Der Grund ist ein Mangel am Enzym Laktase.

→ Die elegantere Version sind Globuli. Diese kleinen Streukügelchen werden statt auf Milchzuckerbasis mit Rohrzucker hergestellt. Ein Schüßler-Globulus entspricht dabei einer Tablette.
→ Eine andere Alternative sind Tropfen, die jedoch Alkohol enthalten und deshalb für Kinder tabu sind.

Grenzen der Behandlung

Schüßler-Salze sind ideal zur Behandlung einfacher Gesundheitsstörungen. Ernste Erkrankungen gehören ausnahmslos in ärztliche Therapie – hier müssen Sie die Verantwortung für Ihre Gesundheit in andere, fachkundige Hände legen. In Absprache mit Ihrem Arzt können Sie die empfohlene Behandlung mit Ihren Schüßler-Salzen begleitend durchführen.

Bei unklaren oder chronischen Beschwerden sollten Sie sich vor der Selbstbehandlung ebenfalls von einem Arzt Ihres Vertrauens beraten lassen.

Halten akute Alltagsbeschwerden trotz Ihrer Behandlung mit Schüßler-Salzen länger als drei Tage an, müssen Sie ebenfalls den Rat eines Arztes einholen.

»Zu Risiken und Nebenwirkungen …«

… gibt es bei der Behandlung mit Schüßler-Salzen vergleichsweise wenig zu sagen. Denn Schüßler-Salze sind ausgesprochen gut verträglich. Nebenwirkungen müssen Sie also nicht befürchten. Ebenso besteht keine Gefahr der Überdosierung: Da die Salze natürlicherweise im Körper vorkommen, wird ein möglicher Überschuss an Mineralstoffen wieder ausgeschieden. Was unter Umständen passieren kann, ist ein abführender Effekt, der sich aufgrund des Milchzuckers in den Tabletten einstellt. Allerdings ist das erst ab 30 Tabletten und mehr am Tag zu befürchten. Haben Sie ein »falsches« bzw. unpassendes Salz eingenommen, macht das nichts: Es zeitigt einfach keine Wirkung, weder zum Guten noch zum Schlechten.

Nehmen Sie generell nicht mehr als drei verschiedene Salze zur gleichen Zeit ein.

Auch Wechselwirkungen mit anderen Medikamenten gibt es bei Schüßler-Salzen keine. Sie können also zugleich andere Arzneimittel, ob homöopathische oder schulmedizinische, einnehmen. Vielfach verstärken oder ergänzen sich die Medikamente sogar in ihrer Wirkung: Schüßler-Salze können eine andere Behandlung oftmals gut unterstützen. So wirken beispielsweise Eisen-Präparate in Kombination mit Ferrum phosphoricum, dem Salz Nr. 3, besser und nachhaltiger. Denn der Körper kann das Eisen so wirklich aufschließen und verwerten, was ansonsten häufig ein Problem darstellt.

Eine Erstverschlimmerung kann als Heilkrisis aufgefasst werden: Das Salz hat dabei den Körper zur Selbstheilung angeregt.

Wenn Sie Schüßler-Salze im Verbund mit anderen Präparaten nehmen möchten, klären Sie vorab mit Ihrem naturheilkundlich behandelnden Arzt ab, ob aus medizinischer Sicht nichts gegen die zusätzliche Einnahme spricht. In der Regel dürfte dies nicht der Fall sein.

Positives Zeichen: Die Erstverschlimmerung

Was wie bei vielen Behandlungsweisen aus den Naturheilverfahren auch bei Schüßler-Salzen eintreten kann, ist eine sogenannte Erstverschlimmerung. Diese bisweilen unangenehmen Reaktionen des Körpers, die wie ein erneutes Aufflackern der Beschwerden wirken, sind aber ein Zeichen, dass die Information des Salzes angekommen ist und der Körper darauf reagiert.

Lassen Sie sich bitte davon auf keinen Fall abschrecken und setzen Sie das Mittel nicht ab. Notfalls reicht es, wenn man die Dosis zurücknimmt oder das Mittel bis zur Besserung der Beschwerden absetzt und dann in geringerer Dosierung weiter einnimmt. Eine Erstverschlimmerung ist immer ein positives Zeichen und Merkmal eines aktiven, gut funktionierenden Immunsystems und klingt, sofern das richtige Salz gewählt wurde, rasch wieder ab.

Beschwerden behandeln

Gesunde Zellen, gesunder Körper

Schüßler-Salze füllen nicht nur die leeren Mineralstoff-Tanks Ihrer Zellen auf. Sie tragen auch dazu bei, dass die frisch zugeführten Reserven lange vorhalten, indem sie den kleinsten Bausteinen des Körpers dabei helfen, leichter auf das Nährstoffangebot zurückzugreifen. Das ist mit der Grund, warum die Salze des Lebens so wirksam sind: Sie pflegen die Gesundheit von Grund auf.

Die Konstitution prägt uns

Der Bedarf an Mineralstoffen ist von Mensch zu Mensch unterschiedlich, denn wir unterscheiden uns schließlich nicht nur in Schuhgröße und Kragenweite voneinander.

Mineralien werden auch als Elektrolyte bezeichnet: elektrisch geladene Teilchen, die in wässriger Lösung in Ionen zerfallen.

Auch die persönliche Biochemie eines Körpers funktioniert jeweils ein wenig anders. Von Geburt an festgelegt in den Zellen, prägt sie als sogenannte Konstitution unsere gesamte Beschaffenheit, unseren Stoffwechsel und unser Aussehen. Sie bestimmt daher auch die typischen körperlichen und psychischen Merkmale eines jeden und macht uns zum Beispiel anfälliger für bestimmte Krankheiten. Die Konstitution entscheidet auch darüber, wann unsere Zellen Nachschub brauchen – und welche Salze sie benötigen.

ELEMENTE DES LEBENS

Mineralstoffe sind essenzielle, das heißt lebensnotwendige Nährstoffe. Unser Körper kann sie selbst nicht herstellen, und deshalb müssen wir sie ihm über unsere Nahrung liefern. Gelöst in Blut, Lymphe und Zellflüssigkeit zirkulieren die Mineralstoffe durch den gesamten Körper – wie eine schlagkräftige Armada, unterwegs im Dienst der Gesundheit und Abwehr von Infekten und Krankheiten.

Spurenelemente kommen in äußerst geringen Konzentrationen im Körper vor, sind aber an wichtigen biologischen Funktionen beteiligt.

Man unterscheidet die Mineralstoffe in Makronährstoffe und Mikronährstoffe, die auch Spurenelemente genannt werden. Zu den Makronährstoffen (griechisch »makro« = »groß«), die der Körper in großen Mengen braucht, zählen Calcium, Natrium und Kalium. Zu den Spurenelementen, die nur in geringen Mengen im Körper vorkommen und benötigt werden, gehören Eisen, Fluor und Zink. Was jedoch nicht heißt, dass sie weniger wichtig sind.

Dem Gesundheitsprofil auf der Spur

Ebenso wie eine typische Veranlagung ihren Ausgang auf der zellulären Ebene nimmt, finden sich ihre Spuren auch in unserem Gesicht, das einem erfahrenen Behandler deshalb schnell Auskunft über unsere angeborene Konstitution geben kann. Insbesondere unsere Schwächen weisen auf unsere Konstitution hin, denn ein aus der Balance geratener Mineralhaushalt zeigt sich in typischen körperlichen und psychischen Störungen.

So beobachtete Schüßler über viele Jahre hinweg die verschiedenen Eigenschaften und Symptome seiner Patienten und trug sie zusammen. Es entstand eine umfangreiche Sammlung typischer Merkmale, die er schließlich wiederum bestimmten Salzen zuordnete.

Auf der Basis dieser sogenannten Signaturen (von lateinisch »signum« = »Zeichen«) können verschiedene Salz-Typen unterschieden werden. Zu welchem Sie gehören, zeigt Ihnen der Blick in den Spiegel. Die Anlitz-Diagnose ist ein wichtiger Wegweiser zum passenden Salz (→ Seite 57). Zum anderen sollten Sie Ihre charakteristischen körperlichen und psychischen Schwachpunkte beachten und notieren.

AKUT ODER KONSTITUTIONELL?

Akute Beschwerden können Ihnen keinen Hinweis auf Ihre Konstitution geben. Dazu müssen die Störungen wiederholt auftreten. Leiden Sie augenblicklich an Konzentrationsschwierigkeiten und sind sehr nervös, wäre Salz Nr. 5 angezeigt. Das bedeutet aber nicht, dass Sie deshalb ein Kalium-phosphoricum-Typ sind. Aus diesem Grund wird bei der Behandlung mit Schüßler-Salzen stets unterschieden, ob es sich um akute oder konstitutionelle Beschwerden handelt. Typbedingte körperliche und psychische Schwächen werden im Rahmen einer Konstitutionstherapie behandelt. Sie ist eine langfristige Angelegenheit. Um Ihre konstitutionellen Störungen nachhaltig auszugleichen, müssen Sie das betreffende Salz über mehrere Wochen einnehmen. Schließlich haben sich die Speicher Ihrer Zellen nicht von heute auf morgen geleert.

Lebensstil und Zellgesundheit

Abgesehen von der Konstitution bestimmen auch äußere Umstände über das Quantum dessen, was unsere Zellen für ihre Gesundheit brauchen. Vieles an unserem Lebensstil lässt den Bedarf an Mineralstoffen in die Höhe schnellen. Rauchen und viel Alkohol zehren beispielsweise stark an den Reserven, vor allem an Eisen und Magnesium. Bis Sie das jedoch spüren, dauert es seine Zeit – und darin liegt das Problem.

Auch eine Vorliebe für bestimmte Nahrungsmittel gibt wertvolle Hinweise: Wer sich beispielsweise Schokolade kaum verkneifen kann, leidet oft unter Mangel an Magnesium phosphoricum (→ S. 39).

Gesundheitliche Beschwerden entwickeln sich schleichend aus einem Mangel an Vitalstoffen. Der wird meist erst dann erkannt, wenn die Alarmglocken laut klingeln – und da ist es oft bereits »fünf vor zwölf«.

Kleine Mängel – gravierende Folgen

Geringfügige Mängel an bestimmten Salzen rufen über lange Zeit, oftmals über Jahre, keine Symptome hervor. Die leisen Warnungen unseres Körpers – wie etwa Muskelverspannungen bei schwindenden Magnesiumvorräten – werden leicht fehlgedeutet. Selbst die Spurensuche im medizinischen Labor, eine Blutuntersuchung, bietet keine hundertprozentige Sicherheit. Sogar mit modernen Messtechniken sind leichte Mängel vielfach nicht im Blutbild nachweisbar. Was dabei durch das Raster fällt, ist aber genau das, was auf Dauer gesundheitlichen Schaden anrichtet. Die schleichende Aufzehrung von Reserven macht es so wichtig, den Pegel an Mineralstoffen dauerhaft auf optimaler Höhe zu halten. So können Schüßler-Salze einen großen Beitrag zur Erhaltung der Gesundheit leisten.

Was den Mineralstoffbedarf erhöht

→ Psychischer Stress und emotionale Anspannung
→ Zu fett- und eiweißreiche Ernährung
→ Alkohol und Nikotin
→ Schwangerschaft und Stillzeit
→ Chronische Erkrankungen, z. B. Diabetes
→ Schwere Krankheiten und Operationen
→ Regelmäßige Einnahme von Medikamenten, beispielsweise Antibiotika oder Kortison
→ Schichtdienst oder Nachtarbeit

Die biochemischen Heilmittel

Jedes Schüßler-Salz sorgt in dem fein abgestimmten Zellstoffwechsel für unterschiedliche Funktionskreise.

Bevor Sie sich auf die Suche nach dem richtigen Salz für Ihren Konstitutionstyp machen, sollen Sie die Salze des Lebens im Einzelnen kennenlernen. Ich zeige Ihnen zunächst, welche Aufgaben die Schüßler-Salze im Körper übernehmen, bei welchen akuten Beschwerden sie Ihnen helfen und worin sich ein akuter Mangel zeigen kann.

 ## Nr. 1 Calcium fluoratum – Kalziumfluorid (Flussspat)

Kalziumfluorid besteht aus Kalzium und Fluor. Kalzium (Kalk) ist der Baustoff unserer Knochen und unseres Bindegewebes. Sehr wichtig ist es auch für die Weiterleitung von Nervenimpulsen, sowohl im Nervensystem als auch in den Muskelzellen. Fluor dagegen baut die härteste Substanz unseres Körpers auf, den Zahnschmelz.

Kalziumfluorid spielt damit überall dort in unserem Körper eine zentrale Rolle, wo Gewebe aufgebaut und Strukturen mechanisch gestärkt werden müssen: in der Knochenhaut, in der Oberhaut, in Zell- und Gefäßwänden ebenso wie in Sehnen und Bändern. Darüber hinaus hält Kalziumfluorid die Muskeln, Bänder und Sehnen elastisch und stabil. Es härtet die Zähne und kräftigt die Wände der Blutgefäße.

Zellulitis (Orangenhaut) ist ein Anzeichen für ein geschwächtes Bindegewebe und tritt häufig am Gesäß und an den Oberschenkeln auf.

Ist der Kalziumfluorid-Haushalt gestört, führt das zu einer Erschlaffung der elastischen Gewebe. Die Folgen sind Bindegewebsschwäche, Falten und rissige Haut. Auch eine Neigung zu Karies ist typisch. Ebenso kann es zu einer Senkung innerer Organe kommen und zur Verhärtung von Geweben. Das äußert sich unter anderem in starker Hornhaut.

Wann Sie Calcium fluoratum anwenden sollten

Salz Nr. 1 ist das wichtigste Mittel zur Kräftigung von Knochen, Zahnschmelz, Haut, Bändern und Gelenken. Entsprechend gut hilft es Ihnen bei:

→ Faltiger, vorzeitig gealterter Haut (hier vor allem die Salbe Nr. 1, → Seite 53)

→ Rissiger Haut an Händen und Lippen

→ Schwachem Bindegewebe

→ Bandscheibenschäden

→ Haltungsschwäche

→ Senk-, Spreiz- oder Knickfuß

→ Gelenkbeschwerden und Knochenschwund (Osteoporose) zur unterstützenden Behandlung

→ Verhärtungen der Haut, etwa an Warzen

→ Zahnfleischschwund

→ Neigung zu Karies (vorbeugend)

→ Starker Hornhautbildung an Händen und Füßen

→ Gewebserschlaffung, vor allem nach Gewichtsabnahme oder einer Schwangerschaft

→ Schwangerschaftsstreifen

→ Wulstigen, unschönen Narbenrändern, sogenannten Kelloiden (hier vor allem die Salbe Nr. 1, → Seite 53)

→ Krampfadern und Besenreisern

→ Hämorrhoiden

Nr. 2 Calcium phosphoricum – Kalziumphosphat

Von keinem anderen Mineralstoff kann der Körper größere Vorratsspeicher bilden als von Kalziumphosphat. Calcium phosphoricum kommt am reichlichsten in unseren Zellen vor, allen voran in den Knochenzellen. Es spielt eine zentrale Rolle bei allen Körpervorgängen, die dem Wachstum und der Neubildung von Körperstrukturen dienen. Kalziumphosphat ist das wichtigste Aufbau- und Regenerationsmittel in der Biochemie. Unser Körper benötigt es zur Erneuerung seiner Zellen, für die Muskelfunktionen und zum Aufbau von Zahn- und Knochensubstanz. Nicht umsonst gibt man Kalziumphosphat vor allem nach Knochenbrüchen.

Kalziumphosphat können Sie bei Knochen- und Zahnerkrankungen auch gut im Wechsel mit Salz Nr. 1, Calcium fluoratum, anwenden.

Darüber hinaus beeinflusst dieses Salz die Gerinnungsfähigkeit des Blutes günstig. Wer beispielsweise zu häufigem Nasenbluten oder starkem Bluten nach Verletzungen, z.B. Schnittwunden, neigt, der ist mit Calcium phosphoricum genau richtig beraten.

Wann Sie Calcium phosphoricum anwenden sollten

Zu Kalziumphosphat sollten Sie immer greifen, sobald Heilungs- und Wachstumsprozesse zu fördern sind. Eines der wichtigsten Einsatzgebiete sind beispielsweise schlecht heilende Knochenbrüche. Ebenso ist das zweite Schüßler-Salz in der Rekonvaleszenz nach schweren und langen Krankheiten sowie während einer Schwangerschaft angezeigt. Vor allem in Kombination mit Natrium chloratum (→ Seite 41) kann es dem Körper helfen, sich schneller zu regenerieren. Weitere Heilanzeigen sind:

Kalziumphosphat ist das Salz für Muskeln, Zellerneuerung, Knochen, Zähne, Blutbildung und Regeneration.

→ Zahnerkrankungen
→ Störungen bei der Zahn- und Knochenbildung
→ Schwächezustände
→ Rasche Erschöpfbarkeit
→ Nervös bedingte Beschwerden (vor allem bei Kindern)
→ Schlafstörungen (besonders bei Kleinkindern)
→ Blutarmut
→ Nasenbluten
→ Neigung zu starkem Bluten
→ Wadenkrämpfe
→ Lungenleiden
→ Allergien, vor allem Milchunverträglichkeit
→ Menstruationsbeschwerden

Nr. 3 Ferrum phosphoricum – Eisenphosphat

Wie Salz Nr. 2 hat auch Eisenphosphat ein weites Spektrum an Aufgaben im Körper zu übernehmen: Ferrum phosphoricum sollte deshalb in keiner Schüßler-Salz-Hausapotheke fehlen.

Welche wichtige Rolle Eisen in unserem Körper spielt, wird den meisten Lesern bekannt sein. Nicht umsonst findet es sich in allen Zellen unseres Körpers. Es ist unentbehrlicher Baustein des roten Blutfarbstoffs, des Hämoglobins. Dieses bindet Sauerstoff, den wir über die Atmung aufnehmen, und transportiert ihn über den Blutweg zu allen Zellen. Sobald uns Eisen fehlt, sinkt deshalb unsere Leistungsfähigkeit ab. Typische Anzeichen dafür sind Müdigkeit, Muskel- und Konzentrationsschwäche wie auch ein schwaches Immunsystem. Ohne Eisen können zudem zahlreiche Enzyme nicht mehr richtig arbeiten.

Eisenphosphat ist das Salz für ein gut funktionierendes Immunsystem, für Stoffwechsel, Blut und Gefäße.

Ferrum phosphoricum ist daher eines der wichtigsten Salze zur Stärkung Ihrer Leistungskraft – körperlich wie geistig. Schließlich sorgt Eisen dafür, dass die Zellen mehr Sauerstoff erhalten, und kurbelt so die Energiegewinnung an. Darüber hinaus fördert Eisenphosphat die Stoffwechselaktivität und erhöht die Schlagkraft des Abwehrsystems. Eisenphosphat ist deshalb das Hauptmittel bei beginnenden Entzündungen.

Wann Sie Ferrum phosphoricum anwenden sollten

Salz Nr. 3 gilt als das »Erste-Hilfe-Mittel« bei allen akuten entzündlichen und fieberhaften Beschwerden. Beginnende Infekte sowie akute Durchfälle mit Fieber können Sie damit bereits im Anfangsstadium erfolgreich bekämpfen. Denn Eisenphosphat regt die Bildung jener Schutztruppen unseres Immunsystems an, die Krankheitserreger vernichten (Antikörper). Zudem verhindert es die Ausbreitung der Erreger im Körper.

Weitere Heilanzeigen sind:
→ Blutarmut
→ Nasenbluten bei Kindern
→ Starke Menstruation
→ Durchblutungsstörungen
→ Verletzungen wie Schnittwunden, Quetschungen und Verstauchungen
→ Konzentrationsstörungen
→ Körperliche Überanstrengung
→ Durchfall
→ Magen-Darm-Infekte mit oder ohne Erbrechen

Nr. 4 Kalium chloratum – Kaliumchlorid

Kalium kommt in jeder Zelle vor, insbesondere jedoch in den roten Blutkörperchen. Für die Erregungsleitung von Nerven und Muskeln ist dieser Mineralstoff unentbehrlich, ebenso für den Aufbau von körpereigenem Eiweiß und die Verwertung von Kohlenhydraten. Kalium kommt natürlicherweise in vielen Gemüsesorten vor – vor allem in Kartoffeln. Im Verbund mit Chlorid reguliert Kalium den Flüssigkeitshaushalt des Körpers. Damit spielt es auch eine wichtige Rolle bei der Ausscheidung von Schlacken und Giftstoffen. Kalium chloratum wirkt darüber hinaus unterstützend auf das Lymph- und Drüsensystem, weshalb es in Frankreich auch als »Betriebsstoff für die Drüsen« bezeichnet wird.

Eine weitere Aufgabe hat das vierte der Schüßler-Salze bei Entzündungen, die bereits vom Anfangsstadium in die zweite Stufe übergangen sind und nicht abklingen. Hier kann es verhindern, dass ein Infekt oder eine Entzündung chronisch wird.

Wann Sie Kalium chloratum anwenden sollten

Als Mittel bei Entzündungen, die ins zweite Stadium übergegangen sind, empfiehlt sich Kaliumchlorid. Dabei handelt es sich um Entzündungen und Infekte, die bereits einige Tage bestehen oder die trotz Behandlung im Anfangsstadium nicht abgeklungen sind. Demzufolge wird es häufig nach Eisenphosphat, dem Entzündungsmittel für das erste Stadium, gegeben (→ Seite 32). Weiterhin ist Kalium chloratum ein gutes Heilmittel für Entzündungen der Schleimhäute im Hals-, Nasen- und Ohrenbereich, allen voran jene, die mit weißen bis grauen Absonderungen (Stippchen auf den Mandeln!) einhergehen.

Kaliumchlorid ist das Salz für gute Immunfunktionen, Wasserhaushalt, Atemwege und Schleimhäute.

Entsprechend diesen Wirkungsweisen hilft das vierte Schüßler-Salz vor allem bei folgenden Beschwerden:
- → Heiserkeit
- → Mandelentzündungen
- → Mittelohrentzündungen (unterstützend zur ärztlichen Behandlung)
- → Lungen- und Rippenfellentzündungen (unterstützend zur ärztlichen Behandlung)
- → Bindehautentzündungen

→ Magen- und Darmschleimhautentzündungen
X → Sehnenscheidenentzündungen
→ Leichten Verbrennungen
→ Ekzemen
→ Schwellungen der Gelenke

Nr. 5 Kalium phosphoricum – Kaliumphosphat

Kalium phosphoricum ist eines der bedeutendsten unter den Schüßler-Salzen. Das fünfte Salz reguliert zahlreiche Abläufe im Körper, vor allem in den Nerven- und Muskelzellen. Kaliumphosphat ist wesentlich an der Weiterleitung von Nervenreizen auf die Muskeln beteiligt – ebenso auch an der Bereitstellung von Energie, denn Phosphate sind die Energieüberträger unseres Körpers.

Kaliumphosphat ist das Salz für starke Nerven und eine ausgeglichene Psyche.

Ein weiteres wichtiges Wirkungsgebiet von Kaliumphosphat sind Nerven und Psyche, denn Salz Nr. 5 ist das Mittel zur emotionalen Stabilisierung, zum seelischen Ausgleich und zur Stärkung eines angegriffenen Nervenkostüms in Stresssituationen.

Kalium phosphoricum kann jedes handelsübliche Beruhigungsmitel ersetzen, und das ohne Nebenwirkungen oder die Gefahr, abhängig zu werden.

So ist es nur naheliegend, dass ein Mangel an diesem Mineral sich vor allem in unserem Befinden und unseren Gefühlen niederschlägt. Ängstlichkeit, depressive Verstimmungen und Niedergeschlagenheit wie auch Konzentrationsstörungen und Gedächtnisschwäche sind häufige Folgen geleerter Kaliumphosphat-Speicher. Neben den geistigen und seelischen Fähigkeiten verringert sich in der Folge natürlich auch die körperliche Leistungsfähigkeit und Lust an Bewegung.

So erklärt es sich, weshalb das fünfte der Schüßler-Salze von Therapeuten häufig auch als »Nährsalz« für Körper und Seele bezeichnet wird.

Wann Sie Kalium phosphoricum anwenden sollten

Aufgrund seiner Wirkungen werden alle Beschwerden infolge körperlicher und seelischer Erschöpfung und Schwäche am besten mit Kaliumphosphat behandelt. Das Gleiche gilt für alle nervös bedingten Beschwerden. Wenn Sie beispielsweise unter Schlafstörungen leiden, unter Leistungsdruck und Stress stehen, sich ausgepowert oder überfordert fühlen, sollten Sie zu Salz Nr. 5 greifen – ebenso bei großer nervlicher Anspannung vor Prüfungen und anderen wichtigen Terminen.

DAS ANTISEPTIKUM UNTER DEN SCHÜSSLER-SALZEN

Nicht zur Sprache kam bislang, dass Kalium phosphoricum auch das Antiseptikum der Biochemie ist. Als solches wird es mit Erfolg bei Entzündungen und bei allen fieberhaften Erkrankungen und Infektionen mit Temperaturen über 38,5°C eingesetzt. Die erhöhte Körpertemperatur kurbelt den Stoffwechsel an, damit Krankheitserreger schneller abgewehrt werden können. Dies erhöht den Bedarf an Salz Nr. 5. Mit Kaliumphosphat können Sie also hohes Fieber nicht nur senken und damit Herz und Kreislauf entlasten. Auch die Notwendigkeit eines hohen Fiebers für den Heilungsprozess wird aufgehoben.

Bei Lähmungserscheinungen sollte ebenfalls Kalium-phosphat eingenommen werden, und zwar in hohen Dosen, da es die Regenerationskraft des Organismus anregt. Auch Mundgeruch ist mit dem Salz Nr. 5 meist schon nach ein paar Tagen verschwunden.

Weitere Heilanzeigen gibt es für folgende Beschwerden:
→ Depressive Verstimmungen und Melancholie
→ Unlust zu geistiger Tätigkeit und Lern-schwierigkeiten
→ Gedächtnisschwäche
→ Rückenschmerzen
→ Muskelschwäche
→ Angstgefühle mit Herzklopfen
→ Spannungskopfschmerzen
→ Fehlender geistiger und körperlicher Antrieb, Passivität
→ Entzündungen der Mundschleimhaut (Aphten)
→ Nachlassende Kräfte bei Infektionskrankheiten
→ Blähungen
→ Verletzungen und Knochenbrüche
→ Schwangerschaftsbeschwerden und -depressionen (kombiniert mit Salz Nr. 8)

Kalium phosphoricum wirkt auf der sensiblen Ebene der Nerven. Einen Mangel spüren Sie in Form eines Verlust es Ihrer »Kernenergie«.

Nr. 6 Kalium sulfuricum – Kaliumsulfat

Kalium sulfuricum kommt in Haut und Schleimhäuten, Nägeln, Knochen und Muskeln sowie in der Leber vor, denn es ist am Aufbau der genannten Gewebe und Organe beteiligt. Kaliumsulfat unterstützt ferner den Mineralstoff Eisen beim Transport von Sauerstoff in die Zellen, ist an der Aktivierung des Zellstoffwechsels im Körper beteiligt und fördert den Eiweißstoffwechsel.

Das Salz unterstützt auch die Leber und stärkt deren Funktionstüchtigkeit, denn das Kaliumsulfat beschleunigt die Ausscheidung von Stoffwechselschlacken und Giftstoffen aus dem Körper.

Kaliumsulfat ist das Salz für einen aktiven Stoffwechsel und Entgiftung, für Leber, Haut und Schleimhäute.

Wann Sie Kalium sulfuricum anwenden sollten

Hat eine Entzündung das dritte Stadium erreicht, ist sie chronisch geworden und heilt nicht aus. In diesem Fall sollten Sie zu Salz Nr. 6 greifen – vor allem bei langwierigem Schnupfen und Entzündungen im Hals-Nasen-Ohren-Bereich. Zudem ist Kalium sulfuricum auch das angezeigte Salz bei allen Beschwerden, die nur schwach sind und sich nicht richtig zum Vollbild entwickeln wollen.

Weitere Heilanzeigen sind:
→ Chronisch-eitrige Entzündungen von Ohr, Hals, Bronchien und Bindehaut der Augen
→ Magen-Darm-Entzündungen
→ Hautkrankheiten, die mit Trockenheit und Schuppenbildung einhergehen
→ Abschuppung nach Masern, Scharlach und Röteln
→ Schnupfen (gelbschleimiger Fließschnupfen)
→ Rheumatische Gelenkschmerzen
→ Förderung von Entgiftung und Entschlackung
→ Völlegefühl nach dem Essen
→ Ängstlichkeit
→ Melancholische Stimmung (Depression)

Nr. 7 Magnesium phosphoricum – Magnesiumphosphat

Ein mächtiges Schwergewicht mit weitreichendem Wirkungskreis – so könnte man Magnesiumphosphat treffend bezeichnen, denn es gehört mit zur Riege der Salze mit den breitesten Wirkspektren. Dies ergibt sich bereits aus den großen Magnesiumvorkommen im Körper. In Muskeln, Blut und Nerven, Gehirn und Rückenmark, Leber und Schilddrüse, Knochen und Zähnen ist Magnesiumphosphat von Natur aus vorhanden. Es nimmt teil am Aufbau dieser Gewebe und Organe und unterstützt deren Funktionen ebenso wie die Steuerung unseres vegetativen Nervensystems. Dieses wird nicht direkt vom Zentralnervensystem gesteuert, und vor allem die inneren Organe sind hier angeschlossen, also Herz, Verdauungsorgane, Leber, Nieren und Geschlechtsorgane.

Magnesiumphosphat ist das Salz für Muskeln, Knochen, Nerven, Herz und gesunde Darmfunktionen.

Magnesium lindert auch Stressfolgen und nervöse Anspannung, da es überschießende Nervenreize dämpfen kann. Ein Grund, warum man Salz Nr. 7 bei Krämpfen, z.B. Wadenkrämpfen, und Schmerzen mit so gutem Erfolg anwenden kann.

Zudem wurden bei Magnesium antiallergische Effekte nachgewiesen. Es macht viele Enyzme erst richtig aktiv und schützt das Herz, indem es hilft, Thrombosen zu verhindern, und den Herzmuskel bei seiner Tätigkeit unterstützt. Auch für die Behandlung von Arterienverkalkung (Arteriosklerose) ist Magnesium phosphoricum geeignet. Bei Kindern, die unter quälenden Zahnungsbeschwerden leiden, kann man ebenfalls dieses Salz verwenden.

EIN KREISLAUF SCHLIESST SICH

Hinter der Wahl eines Mineralsalzes zur Behandlung Ihrer akuten Beschwerden steckt ein leicht erkennbares System. Da jedes der zwölf Salze bestimmte Lebensfunktionen des Organismus unterstützt, anregt oder regelt, kommt es immer dann als Heilmittel infrage, wenn eben eine dieser vom Salz geregelten Funktionen beeinträchtigt ist. Es wird auch dann gegeben, wenn eines der Organe, an dessen Aufbau es beteiligt ist, Schwächen aufweist.

Wann Sie Magnesium phosphoricum anwenden sollten

Als »heiße Sieben« bezeichnet man folgende Mischung: 10 Tabletten von Salz Nr. 7 werden in einem Glas heißen Wassers aufgelöst und schluckweise getrunken. Dies ist das Mittel der Wahl bei Krämpfen und plötzlich auftretenden, starken Schmerzen, also auch bei Koliken. Allerdings gehört ihre Behandlung auch unbedingt in ärztliche Hände. Bei Jung und Alt kann Magnesium phosphoricum nervöse und stressbedingte Beschwerden lindern. Selbst bei hyperaktiven Kindern können mit Salz Nr. 7 Erfolge erzielt werden. Die »heiße Sieben« hat sich auch als beruhigend bei Prüfungsangst erwiesen. Zur Vorbeugung nehmen Sie es dreimal täglich und dann kurz vor der Prüfung alle 30 Minuten ein.

Weitere Heilanzeigen sind:
→ Schlafstörungen
.→ Hautjucken
→ Blähungen

- → Krampfhusten, wie etwa Keuchhusten
- → Unterbauchschmerzen, insbesondere bei bestehender Durchfallerkrankung
- → Kopfschmerzen oder Migräne
- → Menstruationsbeschwerden
- → Bettnässen

Nr. 8 Natrium chloratum – Natriumchlorid (Kochsalz)

Natrium- und Chloridionen bilden Kochsalz. Sicher haben Sie schon gehört oder am eigenen Leib erfahren, wie gut eine Kochsalzinfusion dem Körper nach einer Operation tut. Unser Körper braucht Natriumchlorid, denn es ist an zahlreichen lebenserhaltenden Vorgängen beteiligt.

Natriumchlorid ist das Salz für den Wasserhaushalt, den Stoffwechsel und die Entgiftung.

Rund die Hälfte der im Körper vorhandenen Natrium-Ionen tummeln sich übrigens außerhalb der Zellen, in der sogenannten »extrazellulären Flüssigkeit«. Der Rest findet sich in den Zellen der Knochen und im Knorpelgewebe sowie im Magen und den Nieren.

Das achte Schüßler-Salz reguliert den Wasserhaushalt im Körper und hilft, das Säure-Basen-Gleichgewicht stabil zu halten. Es unterstützt die Aufnahme von Nährstoffen in die Zellen ebenso wie deren Neubildung. Als Bestandteil der sogenannten Natrium-Kalium-Pumpe stellt es die Erregbarkeit der Muskeln und Nerven sicher. Deren Funktionen sind beeinträchtigt, sobald Natriumchlorid fehlt: Ist die Reizweiterleitung eingeschränkt, sind Muskel- und Nervenzellen beeinträchtigt.

Wann Sie Natrium chloratum anwenden sollten

Aufgrund seiner Bedeutung für die Schleimhäute ist Natriumchlorid immer angezeigt, wenn sich hier Erkältungsbeschwerden zeigen. Dazu gehören wässriger Schnupfen (sogenannter Fließschnupfen), Heuschnupfen und Nebenhöhlenentzündungen.

Natriumchlorid sorgt dafür, dass die Schleimhäute – aller inneren Organe wie auch von Augen, Nase oder Mundraum – ausreichend feucht bleiben.

Auch Darmschleimhautkatarrhe mit starker wässriger Absonderung, etwa dünne Durchfälle, gehören zu den Anwendungsgebieten. Andererseits ist dieses Salz auch bei zu trockenen Schleimhäuten angezeigt – auch im Magen-Darm-Trakt, weshalb es gut bei zu trockenem Stuhl, bei Verstopfung und unregelmäßiger Darmentleerung wirkt.

Natrium chloratum ist außerdem eine gute Hilfe bei kalten Händen und Füßen, da es die Durchblutung anregt und an der Wärmeregulation des Körpers beteiligt ist.

Weitere Heilanzeigen sind:
→ Wasseransammlungen im Gewebe (Ödeme)
→ Übermäßiger Tränen- und Speichelfluss
→ Appetitlosigkeit und Abmagerung
→ Blässe
→ Blutarmut
→ Gelenkbeschwerden
→ Kopfschmerzen und Migräne
→ Nässende Hautausschläge (besonders bei entzündlicher Neurodermitis)
→ Milchmangel nach einer Geburt
→ Bläschenausschlag an den Lippen (Herpes)

Nr. 9 Natrium phosphoricum – Natrium-phosphat

Natrium phosphoricum findet sich in allen Geweben und Zellen des Körpers, denn dieses Salz übernimmt im komplexen Räderwerk des Stoffwechsels viele Aufgaben. Allen voran arbeitet es als Müllabfuhr und entfernt überschüssige Säuren, die bei jedem Stoffwechselvorgang anfallen. Als »Entsäuerungsmittel« trägt Natriumphosphat dazu bei, den Säure-Basen-Haushalt und den Fettstoffwechsel in Balance zu halten. Natriumphosphat hat auch eine große Bedeutung beim Kohlensäureaustausch und bei der Lösung von Harnsäure im Blut.

Natriumphosphat ist das Salz für den Stoffwechsel, das Lymphsystem und den Säure-Basen-Haushalt.

Wann Sie Natrium phosphoricum anwenden sollten

Setzen Sie Salz Nr. 9 bei allen Beschwerden ein, die auf Störungen im Stoffwechsel zurückzuführen sind. Ein typisches Anwendungsgebiet ist das Auftreten von zu viel Säure, wie es bei Sodbrennen, saurem Aufstoßen und Magenschleimhautentzündung der Fall ist. Auch bei Problemen im Fettstoffwechsel, die sich in verminderter oder übermäßiger Fettabsonderung der Haut oder in Verdauungsbeschwerden wie Blähungen und Bauchkrämpfen äußern können, hilft Natrium phosphoricum. Nehmen Sie es auch bei Entzündungen und Hautausschlägen mit honigfarbenen, dickflüssigen Absonderungen.

Weitere Heilanzeigen sind:
→ Gicht (unterstützend zur ärztlichen Behandlung)
→ Blasenentzündungen

- → Übermäßige Talgproduktion, stark fettende Haut, Akne und fettiges Haar
- → Gelenkschmerzen
- → Erbrechen und Übelkeit (auch auf Reisen)
- → Augenentzündungen
- → Mandel- und Rachenentzündungen

Nr. 10 Natrium sulfuricum – Natriumsulfat

Auch Natriumsulfat gehört zur körpereigenen Müllabfuhr, denn es entsorgt überschüssige Stoffwechselschlacken und Giftstoffe auf schnellstem Weg. Daher findet sich dieses Salz weniger innerhalb der Zellen, sondern vielmehr in der Gewebsflüssigkeit. Dort werden die meisten Abfallprodukte aus den Um- und Abbauvorgängen im Organismus deponiert. Angesichts dieser Tatsache profitieren vor allem die Ausscheidungsorgane von Natriumsulfat. Leber, Nieren und Blase, aber auch Gallenblase und Darm erhalten von diesem Salz wertvolle Unterstützung.

Natriumsulfat ist das Salz für Entschlackung, Entgiftung und Verdauung.

Wann Sie Natrium sulfuricum anwenden sollten

Natriumsulfat ist das Ausleitungsmittel schlechthin. Immer dann, wenn sich im Körper zu viele Stoffwechselprodukte, Schlacken und Gifte, angesammelt haben, ist der Griff zu diesem Salz richtig. Denn alle Symptome, die sich infolge der gestörten Ausscheidung einstellen, können damit gut behandelt werden. Auch vermehrte Wassereinlagerungen und entzündliche Hauterkrankungen bessern sich durch Natriumsulfat.

Weitere Heilanzeigen sind:
→ Ödeme (Wassereinlagerungen)
→ Rheumatische Beschwerden
→ Verminderter Gallenfluss
→ Verdauungsbeschwerden nach zu üppigen und fettreichen Mahlzeiten
→ Eitrige Hautausschläge (Neurodermitis)
→ Entzündliche Akne
→ Blähungen, Durchfall und Verstopfung
→ Alte Wunden
→ Störungen von Leber und Galle
→ Gestörte Fettverdauung
→ Nierengrieß

Nr. 11 Silicea – Kieselsäure

Als universelles »Kosmetikum der Biochemie« leistet die Kieselsäure einen großen Beitrag zum Wohlbefinden, indem sie für Glanz und Schönheit von Haut, Haaren und Fingernägeln sorgt. Auch für den Aufbau und die Festigkeit des Bindegewebes ist Silicea unverzichtbar. Eine straffe Haut an Po und Oberschenkeln ist auch ihr zu verdanken. Denn Kieselsäure ist mit an der Bildung von Kollagen beteiligt – jenem Eiweißstoff, der Knorpel, Sehnen, Bänder und eben auch unser Bindegewebe einem Gerüst vergleichbar festigt. Übrigens stärkt Silicea auch die Wände der Blutgefäße

Kieselsäure ist das Salz für Haut, Haare und Nägel, ein straffes Bindegewebe und starke Nerven.

und kann somit zur Vorbeugung von Krampfadern und Arterienverkalkung beitragen. Nicht zuletzt wird auch unser Nervenkostüm durch das Salz Nr. 11 stabiler.

AUF DIE KOMBINATION KOMMT ES AN

Haben Sie sich schon gefragt, warum die Schüßler-Salze alle Doppelnamen tragen? Das liegt daran, dass sie aus zwei Elementen zusammengesetzt sind. Dafür, dass die Verbindungen zwischen den Atomen auch halten, sorgt deren gegensätzliche elektrische Ladung. Ein Part mit positiver Ladung ist immer mit einem negativ geladenen kombiniert. Im Fall von Natrium chloratum, Kochsalz, trägt Natrium die positive, Chlor die negative Ladung. In dieser Form, als Ionen, können die Salze durch die Zellwände hindurch in das Zellinnere gelangen.

Wann Sie Silicea anwenden sollten

Kieselsäuregaben empfehlen sich immer dann, wenn Sie Haut, Haare oder Nägel stärken und verschönern möchten. Jenseits optischer Probleme hilft Silicea auch, vorzeitig gealterte Haut wieder »aufzupolstern«, zu straffen und allgemein für ein jugendliches Erscheinungsbild zu sorgen. Allerdings bedarf es hierzu konsequenter Anwendung über einige Monate.

Deutlich schneller zeigt sich der Behandlungserfolg dagegen bei Schnittwunden und anderen Verletzungen sowie bei blauen Flecken und Blutergüssen. Silicea hat sich überdies bei eitrigen Entzündungen bewährt.

Weitere Heilanzeigen sind:
→ Hautjucken, Haarausfall, Krampfadern, Gerstenkorn
→ Furunkel, Zahnfleischgeschwüre, Hämorrhoiden
→ Rheumatische Gelenkbeschwerden
→ Beschwerden an Bandscheiben, Bändern und Sehnen

→ Übermäßige und übel riechende Schweißabsonderung
→ Nachtschweiß
→ Licht- und Lärmempfindlichkeit
→ Zuckungen der Augenlider (Tic nerveux) oder einzelner Muskelpartien (nervöse Beine)

Nr. 12 Calcium sulfuricum – Kalziumsulfat

Schüßler hatte dieses Salz aus dem ursprünglichen Reigen der Zwölf entfernt. Er war zu dem Schluss gekommen, dass die Effekte von Kalziumsulfat auch mit den anderen Mineralsalzen zu erzielen sind. Anderer Ansicht waren jedoch seine Nachfolger. Sie nahmen Calcium sulfuricum wieder in das Mittelrepertoire auf, denn es hatte sich bei einer Reihe von bestimmten Symptomen als noch wirksamer als andere Salze erwiesen.

Kalziumsulfat ist das Salz für Blutreinigung, Zellaufbau und Gelenke.

Calcium sulfuricum kommt vor allem in der Leber und Gallenflüssigkeit sowie in der Knorpelmasse vor. Es fördert die Bildung von Binde- und Stützgewebe und verbessert die Blutgerinnung. Zudem spielt es eine wichtige Rolle bei Entzündungen, denn wenn sich Körperstrukturen entzünden, fallen Abbauprodukte im Stoffwechsel an, deren Abtransport und Ausscheidung Kalziumsulfat fördert. Deshalb ist das Salz auch ein vorzügliches Mittel bei allen eitrigen Entzündungen und Abszessen.

Wann Sie Calcium sulfuricum anwenden sollten

Kalziumsulfat ist bei allen eitrigen und chronisch-entzündlichen Prozessen beteiligt. Nehmen Sie es, wenn Entzündungen Probleme verursachen, denn durch das

Salz wird Eiter schneller abgebaut, und Abszesse werden schneller zur Reifung gebracht.

Weitere Heilanzeigen sind:
→ Erkältungsbedingte Mandel-, Nasennebenhöhlen-, Stirnhöhlen- und Mittelohrentzündungen
→ Chronischer Schnupfen
→ Abszesse, Furunkel und Afterfisteln
→ Blasen- und Harnwegsentzündungen
→ Rheumatische Beschwerden
→ Gicht
→ Schlafstörungen
→ Gedächtnisschwäche

Zusätzlicher Vorrat für die Zellen

Die biochemische Forschung entwickelte sich weit über den Tod Schüßlers hinaus zu einer eigenen naturwissenschaftlichen Disziplin. Biochemiker entdeckten weitere Mineralstoffe im Gewebe und im Blut, denen ebenfalls eine wichtige Bedeutung für die Gesundheit der Zellen beigemessen wird. Die zusätzlichen zwölf Salze, die dabei zu den ursprünglichen Funktionsmitteln hinzukamen, stehen Ihnen heute als sogenannte »Ergänzungsmittel« für die Selbstbehandlung zur Verfügung. Sie können, wie ihr Name schon andeutet, die Wirkung der zwölf Funktionsmittel erweitern und gegebenenfalls verbessern.

Ob die Ergänzungsmittel Ihnen helfen, können Sie am besten an sich selbst erfahren. Auch hier gilt der Satz: »Wer heilt, hat recht.«

Die Ergänzungsmittel

Bei der Frage, ob diese zwölf Mineralsalze tatsächlich notwendig sind, scheiden sich die Geister: Die einen halten sie für durchaus entbehrlich, die anderen möchten nicht auf sie verzichten. Denn sie können das Spektrum an Möglichkeiten, die uns die Schüßler-Salze bieten, noch erweitern – nicht nur im Sinn einer Ergänzung, sondern auch einer Bereicherung. Aus diesem Grund möchte ich Ihnen die Ergänzungsmittel mit ihren jeweiligen Wirkungskreisen und ihren Anwendungsgebieten auf den nächsten Seiten kurz vorstellen.

Die Reichweite der Ergänzungsmittel ist weniger groß als bei den zwölf Schüßler-Salzen. Deshalb gelten sie eher als »kleine« Mittel

Nr. 13 Kalium arsenicosum – Kaliumarsenit

Dieses Salz hat eine enge Beziehung zur Haut. Es wird vor allem bei Hautkrankheiten angewendet: ein Bereich, in dem es sich auch bei schwer zu behandelnden und chronischen Beschwerden als hilfreich erweist. Weitere Heilanzeigen sind körperliche und geistige Schwächezustände, Gedächtnisstörungen und Angstanfälle sowie wiederkehrende Muskelkrämpfe.

Auch bei Überreiztheit und nervös bedingten Beschwerden, wie unter anderem Herzrasen, bewährt sich Kalium arsenicosum, ebenso wie bei wässrigem Durchfall, vor allem, wenn er zusammen mit Stresssymptomen auftritt.

Nr. 14 Kalium bromatum – Kaliumbromid

Kaliumbromid wird vorrangig bei Hautleiden und als Beruhigungsmittel sowie Stimmungsaufheller bei depressiven Verstimmungen, aber auch bei nervös bedingten

Sehstörungen eingesetzt sowie bei Schleimhautreizungen und akuten und chronischen Funktionsstörungen der hormonbildenden Schilddrüse.

Nr. 15 Kalium jodatum – Kaliumjodid

Kalium jodatum regt Appetit und Verdauung an und fördert die Leistungsfähigkeit von Gehirn und Herz. Das enthaltene Jodid macht dieses Salz zu einem guten Mittel bei Funktionsstörungen der Schilddrüse. Darüber hinaus wird Kaliumjodid bei rheumatischen Gelenkschwellungen und Entzündungen der Schleimhäute, besonders der oberen Luftwege – etwa bei Bronchitis und Asthma –, angewendet. Weitere Heilanzeigen sind nervöse Unruhe und Haarausfall sowie erhöhter Blutdruck.

Nr. 16 Lithium chloratum – Lithiumchlorid

Dieses Salz fördert die Ausscheidung von Harnsäure. Entsprechend bewährt es sich zur Vorbeugung und Behandlung von Gicht sowie bei rheumatischen Beschwerden mit schmerzhaften Schwellungen und Versteifungen der Gelenke. Weitere Anwendungsgebiete sind akute und wiederkehrende Blasenbeschwerden und Entzündungen der ableitenden Harnwege.

Unter den Ergänzungsmitteln finden Sie eine Reihe von Metallen wie Kupfer, Aluminium und Lithium. Aber auch Zink und Arsen können Salze bilden.

Nr. 17 Manganum sulfuricum – Mangansulfat

Im Wechsel mit Ferrum phosphoricum bewährt sich dieses Salz zur Förderung der Blutbildung nach Blutverlust, und Sie können es unterstützend bei Blutarmut und Blässe einnehmen. Auch bei

Durchblutungsstörungen sowie bei Schwächezuständen, Zahnschmerzen und rheumatischen Beschwerden verzeichnet Mangansulfat schöne Heilerfolge.

Nr. 18 Calcium sulfidum – Kalziumsulfid
Dieses Salz hilft Ihnen bei Erschöpfungszuständen – vor allem, wenn diese mit Auszehrung verbunden sind.

Nr. 19 Cuprum arsenicosum – Kupferarsenit
Kupferarsenit stärkt die Nerven und bewährt sich bei Neuralgien und unangenehmen Ischiasschmerzen. Zudem hat es einen positiven Einfluss auf die Beschaffenheit und Aktivität von Blutgefäßen, Haut und Verdauungsorganen.

Für alle zwölf Ergänzungsmittel wird empfohlen, sie in der Regelpotenz D6 einzunehmen.

Nr. 20 Kalium aluminium sulfuricum – Kalium-Aluminiumsulfat
Wenden Sie dieses Salz bei Verdauungsstörungen wie hartnäckiger Verstopfung und Blähungen an. Sehr gute Dienste leistet es Ihnen auch bei nervösen Beschwerden und bei gelegentlichen Schwindelgefühlen.

Nr. 21 Zincum chloratum – Zinkchlorid
Zinkchlorid wendet man überwiegend bei nervös bedingten Beschwerden wie Ein- und Durchschlafstörungen an. Auch bei Krämpfen vor und während der Menstruation hat es sich als wirksam erwiesen.

Nr. 22 Calcium carbonicum – Kalziumkarbonat
Heilerfolge dieses Salzes sind nachgewiesen bei Erschöpfung, chronischen Schleimhautentzündungen der Augen,

der Ohren und der oberen Luftwege sowie geschwollenen Lymphdrüsen im Kopfbereich.

Nr. 23 Natrium bicarbonicum – Natriumbikarbonat

Natriumbikarbonat bzw. Natron kurbelt den Stoffwechsel an und hilft so bei der Ausscheidung von Schlacken
und Giftstoffen. Es unterstützt den Körper auch dabei,
überschüssige Harnsäure abzubauen, weshalb es vorbeugend oder bei bereits bestehender Gicht empfohlen wird.

Nr. 24 Arsenum iodatum – Arsentrijodid

Dieses Salz hilft Ihnen bei Lungenbeschwerden, Asthma
und Heuschnupfen. Besonders wirksam ist es, wenn Gewichtsverlust und Schwäche mit einhergehen.

Biochemische Salben

Schüßler-Salze können Sie auch äußerlich anwenden –
beispielsweise in Form von Salben. In der folgenden
Übersicht über deren Wirkungen finden Sie schnell die
Salbe, die Ihnen bei Ihren Beschwerden am
besten helfen kann. Sind diese besonders
stark ausgeprägt, sollten Sie Salben und Tabletten gemeinsam einsetzen. Ansonsten genügen bei akuten Symptomen Einreibungen
in Abständen von 15 bis 30 Minuten. Sobald
sich eine spürbare Besserung einstellt, reduzieren Sie die Anwendung der Salbe auf
zwei- bis dreimal täglich.

Einen Salbenverband sollten Sie täglich mit frischer Salbe und neuem Verbandsmaterial anlegen.

Bei bereits länger bestehenden, chronischen Beschwerden empfiehlt sich ein Verband. Damit ersparen
Sie sich das mehrmalige tägliche Einreiben.

SALBE   ANWENDUNGSGEBIETE

Nr. 1   Fältchen im Gesicht (Krähenfüße), an Hals und Dekolleté; Nagelverwachsungen und -pilze; Schwangerschaftsstreifen und schwaches Bindegewebe – vor allem an Oberschenkeln und Po (Zellulitis); Warzen, Analekzeme, Hämorrhoiden und Schuppenflechte

Nr. 2   Eitrige Ausschläge der Haut mit weiß-gelblichen Absonderungen; Rückenschmerzen, geschwollene Lymphdrüsen; nach Knochenbrüchen zur Beschleunigung der Heilung

Nr. 3   Frische und entzündliche Verletzungen, Quetschungen, Prellungen und Verstauchungen; juckende Ausschläge; Hexenschuss; Rücken- und Muskelschmerzen; leichte Verbrennungen; kalte Füße und Hände

Nr. 4   Trockene Hautausschläge, Herpes, Hühneraugen, Kopfschuppen und Schuppenflechte; Warzen an den Händen; leichte Verbrennungen; schmerzende Gelenke und Schleimbeutelentzündungen (auch Meniskusprobleme)

Nr. 5   Nervenschmerzen; Ischias; schlecht heilende Wunden; nesselsuchtartige Hautauschläge (Quaddeln); Lähmungserscheinungen; kreisrunder Haarausfall

Nr. 6   Hautjucken und trockene, schuppige Haut; rheumatische Schmerzen an Nacken, Rücken und Gelenken; eitrige Hautausschläge; schlecht heilende Wunden

Nr. 7   Schmerzen und Krämpfe

Nr. 8	Blasen, Gürtelrose, Bläschen an den Lippen; Akne, unreine Haut; Insektenstiche; Hautpilz; rissige Mundwinkel und Afterfissuren
Nr. 9	Brustdrüsenentzündung im Anfangsstadium; Milchschorf; Hühneraugen; Hexenschuss; rheumatische Beschwerden; als regulierende Nachtcreme bei fettiger und großporiger Haut, bei Hautunreinheiten und Pickeln
Nr. 10	Hautpilzerkrankungen; Hautauschläge mit eitrigen Bläschen; Hühneraugen; Warzen; Nervenschmerzen und Wundrose
Nr. 11	Schwache, brüchige Nägel; faltige und trockene Haut; Straffung von schwachem Bindegewebe; schlecht heilende Wunden; Hühneraugen; Gelenkschmerzen

Von außen nach innen

Die Haut ist nicht nur das größte Organ des Menschen, sondern steht in Verbindung mit dem Zentralnervensystem und übermittelt diesem alle Reize. Der englische Neurologe Dr. Henry Head fand heraus, dass verschiedene Hautgebiete mit bestimmten Organen in Verbindung stehen. So können kranke Organe Schmerzen oder Veränderungen an bestimmten Hautarealen (Head'schen Zonen) verursachen. Die Schüßler-Therapie ist eine Möglichkeit, diese mit den entsprechenden Salzen und Salben zu versorgen. Die Haut kann diese aufnehmen und den Organen zuführen.

Die Salben, Gele und Creme-Gele lassen sich gut untereinander mischen. Achten Sie darauf, dass Sie Gele nur mit Gelen und Salben nur mit Salben vermengen.

Wegweiser zu »Ihrem« Salz

Schüßler-Salze helfen bei vielen Beschwerden. Doch sie können noch mehr! Wenn Sie Ihr sogenanntes Konstitutionssalz finden, können Sie mit seiner Hilfe tiefer gehende körperliche oder seelische Probleme behandeln und ganz persönliche, anlagebedingte, also konstitutionelle Schwächen ausgleichen. Mit dem zu Ihnen passenden Salz können Sie Störungen behandeln, unter denen Sie wiederholt, beziehungsweise schon länger leiden.

Schüßler-Salze können mehr

Die Therapie von chronischen Beschwerden und veranlagungsbedingten Schwächen muss natürlich eine andere sein als die Behandlung einer vorübergehenden Gesundheitsstörung oder Erkrankung. Deshalb ist das Salz, das Sie zur kurzfristigen Behandlung aktueller Beschwerden anwenden, nicht zwangsläufig »Ihr« Salz! Auch anhand vorübergehender körperlicher oder psychischer Symptome können Sie nicht herausfinden, welcher Typ Sie sind. Die Wegweiser zu dem für Sie richtigen Salz sind vielmehr jene Merkmale und Beschwerden, die immer wieder bei Ihnen auftreten – die für Sie typischen Schwächen. Sie sind die entscheidenden Indizien dafür, dass Sie ein ganz bestimmtes Salz benötigen.

Mit der Konstitutionsbehandlung werden über mehrere Wochen bis Monate hinweg typbedingte Störungen ausgeglichen. Sie stärkt die Gesamtverfassung und kann wiederholt auftretenden Beschwerden gezielt vorbeugen.

Seine Veranlagungen erkennen

Basierend auf seinen langjährigen Beobachtungen beschrieb Schüßler die charakteristischen Zeichen, die darauf hinweisen, dass ein bestimmtes Salz im Körper fehlt oder in zu geringer Konzentration vorhanden ist. Es liegt in der Natur der Dinge, dass ein solches elementares Ungleichgewicht unseren gesamten Organismus beeinflusst und sich nicht nur in einem Symptom zeigt.

Bestimmte psychische Eigenschaften treten häufig in Verbindung mit charakteristischen Veränderungen am Körper und im Gesicht auf.

Schritt für Schritt

Körperliche Schwachpunkte, Gesichtsausdruck und Körperbau, Anfälligkeiten für bestimmte Krankheiten, typische Verhaltensweisen und Wesenszüge, Abneigungen und Vorlieben – all diese Puzzlestücke addieren sich zu typischen Mustern. Diese Muster spiegeln sich in den unterschiedlichen Salzen und den ihnen zugeordneten körperlichen und psychischen Merkmalen. So können Sie selbstständig anhand Ihrer Konstitutionsdiagnose das richtige, für Sie typische Schüßler-Salz finden. Gehen Sie Schritt für Schritt vor und sammeln Sie Anhaltspunkte:

→ Der Blick in das eigene Gesicht liefert Ihnen erste wertvolle Anhaltspunkte: Hier zeigen sich Ungleichgewichte und Mängel, schon lange bevor sie als körperliche oder seelische Störungen in Erscheinung treten.

→ Nach der genauen Antlitz-Diagnose wenden Sie sich anschließend jenen körperlichen und psychischen Schwächen zu, die für Sie typisch sind: Sie sind der nächste Wegweiser zu Ihrem Salz.

→ Die verschiedenen typischen Zeichen und Symptome, die Sie gefunden haben, setzen Sie mithilfe der allgemeinen Typbeschreibungen (→ Seite 62) zu einem kompletten Bild zusammen: Anhand dessen können Sie erkennen, welcher Schüßler-Salz-Typ Sie sind.

Ins Gesicht geschrieben

»Das Gesicht zeigt von selber an, welchen Mangel es leidet.«
Dr. Wilhelm Heinrich Schüßler

Lachfalten an den Augen, Denkerstirn mit vielen Furchen oder Falten zwischen Nase und Mund … das sind Spuren, die das Leben hinterlassen hat. Hinzu kommen ererbte Züge in Gesicht und Körper, die ebenfalls für einen Menschen typisch sind. Tatsächlich spricht ein Gesicht Bände und sagt viel über einen Menschen aus: über seine Persönlichkeit, seine Grundeinstellung dem Leben gegenüber und über sein aktuelles Befinden.

Wenn Sie einmal mit der Antlitz-Diagnose bei sich selbst begonnen haben, werden Ihnen zunehmend auch an anderen Menschen bestimmte Details auffallen.

Bereits im Altertum war bekannt, dass sich vom Gesicht, seiner Durchblutung, seinem Teint, dem Zustand von Haut und Bindegewebe sowie dem Aussehen der Augen und der Lippen auf den Gesundheitszustand eines Menschen schließen lässt. So dient die Gesichtsanalyse ganzheitlich orientierten Ärzten bis heute als wertvolles Diagnoseinstrument. Der Blick ins Gesicht ihrer Patienten verrät oft mehr als Laboruntersuchungen.

Worauf Sie achten sollten

Färbungen, Glanz, Fältchen oder Strukturveränderungen der Haut und viele andere Merkmale geben Hinweise auf das Salz, das Sie benötigen, um sich wieder rundum wohlzufühlen. Aber auch der Blick auf Haare, Fuß- und Fingernägel liefert Ihnen Anhaltspunkte – weshalb auch treffender von »Signaturen-Diagnostik« als von »Antlitz-Diagnostik« gesprochen wird. Denn die Lehre von den krankheitsbedingt auftretenden körperlichen Zeichen spiegelt sich nicht nur im Gesicht, sondern im Gesamtbild eines Menschen. Wenn Sie die Zeichen zu lesen verstehen, können Sie hinter die Fassade Ihres Körpers blicken. Und Sie erkennen, welcher Salzmangel einer Störung zugrunde liegt: Das ist der Hinweis auf das für Sie passende Schüßler-Salz. Der Vorteil der »Zeichenlesung« besteht darin, dass Störungen, lange bevor sie als Beschwerden zu spüren sind, erkennbar werden. Damit können Sie Erkrankungen, frühzeitig vorbeugen und Ihr Immunsystem stärken.

DREI SCHRITTE ZUM PASSENDEN SALZ

Indem Sie Schritt für Schritt vorgehen und Anhaltspunkte sammeln, werden Sie das Salz finden, welches Ihnen »nach Maß passt«, wie es Schüßler einst formulierte.

→ *Antlitz-Diagnostik:* Der Blick in das Gesicht liefert Ihnen erste wertvolle Anhaltspunkte. Hier zeigen sich bereits Ungleichgewichte und Mängel, bevor sie als körperliche oder seelische Störungen in Erscheinung treten. Wie Sie eine Gesichtsdiagnose durchführen, zeige ich Ihnen ab Seite 60.

→ *Die körperlichen Schwachstellen:* Die gefundenen typischen Anzeichen im Gesicht kombinieren Sie dann mit den für Sie charakteristischen körperlichen und psychischen Schwächen. Sie sind der nächste Teil der Spurensuche, auf die Sie sich ab Seite 82 machen können.

→ *Typbeschreibungen:* Die einzelnen »Signaturen«, die Sie gefunden haben, setzen Sie mithilfe der allgemeinen Typbeschreibungen (ab Seite 90) zu einem kompletten Bild zusammen: Anhand dessen können Sie erkennen, welcher Salztyp Sie sind.

Spiegel der Gesundheit

An Haut, Haaren und Nägeln macht sich Mineralstoffmangel im Körper schon ganz früh bemerkbar. Im Vergleich zu anderen Regionen des Körpers ist die Haut im Gesicht am besten durchblutet.

Bei einem Mangel an mineralischen Salzen versucht der Körper zunächst, den fehlenden Stoff aus seinen eigenen Depots zu ersetzen. Die erste Reserve, auf die er dabei zurückgreift, ist das Blut. Muss sich der Körper längerfristig zur Mineralversorgung aus sich selbst bedienen, treten Engpässe im Blut auf. Damit kann es Gewebe und Organe nicht mehr ausreichend versorgen. Auch die Haut wird auf Dauer unterversorgt. Ist unser größtes Organ in seiner Funktionsfähigkeit beeinträchtigt, zeigt sich das meist zuerst im Gesicht – an charakteristischen Merkmalen, die schließlich auf ein bestimmtes Mineralsalz hinweisen.

Schüßler hinterließ umfangreiche Aufzeichnungen typischer Merkmale für das Gesicht, die auf bestimmte Mineralstoffungleichgewichte hinweisen. Darauf baute Kurt Hickethier (1891–1958) die biochemische Antlitz-Diagnostik auf.

Nehmen Sie sich unter die Lupe!

Damit die brauchbare Spurensuche im Spiegelbild Ihnen auch brauchbare Indizien liefern kann, sollten Sie einige grundsätzliche Dinge berücksichtigen.

Zur Diagnose nehmen Sie einen Spiegel und setzen sich damit so hin, dass helles Tageslicht auf Ihr Gesicht fallen kann.

Auch bedarf es zum Lesen der Zeichen – und mehr noch zur Deutung – ein wenig Übung. Wenn Sie bei der Zuordnung der Signaturen anfänglich unsicher sind, ist das vollkommen normal. Mit der Zeit schärft sich der Blick für die typischen Zeichen. Eine gute Übung: Suchen Sie unter vielen Menschen, etwa in der U-Bahn oder im Café, ein Gesicht aus. Versuchen Sie, darin auffällige Merkmale zu erkennen und diese einem Schüßler-Salz zuzuordnen. Auch dabei helfen Ihnen die charakteristischen Merkmale, die wir für Sie illustriert haben (→ Seite 63 ff.).

Ungeschminkte Ansichten

Ihr Gesicht sollte vollkommen ungeschminkt sein. Denn neben Falten, Grübchen und anderen Hautveränderungen spielen Aufhellungen und Tönungen der Haut eine sehr wichtige Rolle. Deshalb sind Make-up, Abdeckcreme oder Puder tabu. Wie Sie noch lesen werden, geben auch Pickel und Hautunreinheiten wertvolle Anhaltspunkte zur Auswahl des richtigen Salzes.

Das richtige Licht

Soll Ihr Gesicht nicht in einem anderen Licht erscheinen, als es tatsächlich ist, nehmen Sie bitte bei der Diagnose von künstlichen Lichtquellen Abstand. Elektrisches Licht verfälscht das Spektrum der Lichtstrahlen und damit das

Ergebnis Ihrer Bemühungen. Die Signaturensuche im Gesicht sollte deshalb nur bei Tageslicht stattfinden. Am besten ist es, wenn Sie oder die Person, deren Gesicht Sie untersuchen, dabei nach Norden blickt. Nicht umsonst haben viele Künstler ihre Ateliers an der Nordseite eines Gebäudes. Hier fällt das Licht nur indirekt ein und kann so die Farben am wenigsten verändern.

Globuli und Tropfen mit Schüßler-Salzen erhalten Sie ebenso wie Tabletten und Salben in der Apotheke.

Vornehme Blässe

Sie ist eine weitere Voraussetzung zum Gelingen der Selbstdiagnose. Ist das Gesicht gebräunt, lassen sich nur schwer Rückschlüsse auf etwaige Durchblutungsstörungen, Schatten, Aufhellungen und Verfärbungen ziehen.

Selbstbräuner, Solarien und ausgedehnte Sonnenbäder sollten Sie vor der Gesichtsuntersuchung für Ihr Schüßler-Salz meiden. Da unsere Haut empfindlich und ebenso nachtragend ist, kann UV-Licht in hohen Dosen Hautschäden verursachen. Bei Hautveränderungen sollten Sie einen Dermatologen aufsuchen.

AUS SCHÜSSLERS »ABGEKÜRZTE THERAPIE«

»Wer die Antlitz-Diagnostik sich zu eigen machen will, schenke seine bezügliche Aufmerksamkeit zunächst einer Antlitz-Gattung. Man präge seinem Gedächtnisse Beschaffenheit und Ausdruck der Gesichter derjenigen Personen ein, welche man mittels eines Salzes geheilt hat. Es wird sich, wie man zu sagen pflegt, ein roter Faden durch die betreffenden Eindrücke ziehen.«

Je entspannter, desto besser

Ungünstig sind auch Hektik und Stress vor der Diagnose. Denn Anspannung verändert die Durchblutung im Gesicht, hektische rötliche Flecken können sich einstellen sowie Veränderungen, die die klare Deutung der Zeichen behindern. Am besten ist es daher, sich vor dem Zeichenlesen eine Pause zu gönnen, um zur Ruhe zu kommen.

Was Ihnen Ihr Spiegelbild erzählt

Nun kann es losgehen: Sie wissen, worauf Sie beim Spurensuchen achten müssen. Die gefundenen Merkmale sollten Sie sich notieren. So können Sie diese nach der Analyse im Spiegel auswerten und nachlesen, welchem der Salze sie zuzuordnen sind. Die charakteristischen Signaturen der zwölf Schüßler-Salze lernen Sie auf den folgenden Seiten kennen, die Zeichnungen helfen Ihnen bei der Analyse.

Schüßler-Salze fördern die Funktionen der Zellen, Gewebe und Organe. Deshalb heißen Sie auch Funktionsmittel.

Würfelfalten an den Augen

Hinweise auf Salz Nr. 1 – Calcium fluoratum

Betrachten Sie in Ruhe Ihr Gesicht und suchen Sie nach den folgenden Anzeichen:

→ An den Augenlidern, besonders unterhalb des Auges, zeigen sich quadratisch angeordnete, feine Fältchen: Ausgehend von den inneren Augenwinkeln ziehen sie zu den äußeren Augenwinkeln. Dabei kreuzen jeweils zwei senkrecht verlaufende zwei waagrecht verlaufende Linien. Die Falten sehen somit aus wie kleine Quadrate, daher auch »Würfelfalten« genannt. Diese erscheinen natürlich nicht wie mit dem Lineal gezogen, sondern häufig verformt und nicht symmetrisch. Am besten können Sie die Würfelfalten ausmachen, wenn Sie nach oben schauen.

→ Die Haut im gesamten Gesicht ist schlaff.
→ Feiner Glanz auf der Stirn; die Haut sieht aus, als wäre sie frisch lackiert. Das erkennen Sie am besten, wenn Sie sich ins Gegenlicht stellen und den Spiegel schräg nach oben halten.
→ Bräunlich-schwarze Verfärbungen um die Augen
→ Die Lippen verfärben sich leicht bläulich (überwiegend bei körperlicher Belastung).
→ Die Zähne wirken gläsern und durchscheinend, vor allem deren Spitzen.
→ Hautschuppen auf den oberen Augenlidern

Zu wenig Calcium fluoratum?
Körperliche Zeichen

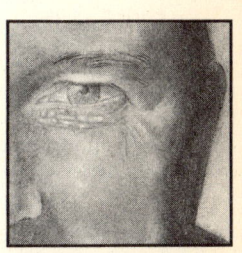

→ Starke Hornhautbildung an den Füßen und den Händen
→ Auflagerungen an den Knochen (sogenannte Überbeine)
→ Spröde Finger- und Fußnägel
→ Rissige Haut an Händen und Lippen
→ Erhöhte Neigung zu Krampfadern
→ Oft Senk-, Spreiz- oder Knickfuß
→ Spontaner Harn- oder Stuhldrang (bedingt durch Organsenkungen)
→ Schwaches Bindegewebe
→ Osteoporose (Knochenschwund)

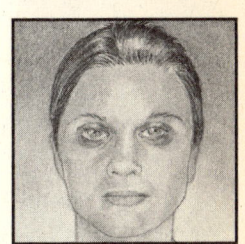

Psychische Zeichen:
→ unbegründete Ängste
→ Minderwertigkeitsgefühle

Emotionaler Zusammenhang

Loslassen lässt sich üben: Lassen Sie einfach einmal Ihre Alltagspflichten sein und gönnen Sie sich einen Tag nur für sich.

Calcium fluoratum gibt dem Bindegewebe mehr Elastizität. Die verbesserte Beweglichkeit und Dehnbarkeit können natürlich auch auf die seelische Ebene übertragen werden. Mangelnde Flexibilität und Erstarrungstendenzen erfordern das Arbeiten an der inneren Beweglichkeit. Dazu gehört es, eigene Standpunkte zu hinterfragen und andere Möglichkeiten in Betracht zu ziehen. Das Beharren auf einer Position ist meist ein Ausdruck von Existenzangst, der Angst, loszulassen und etwas zu verlieren.

Blasse, wächserne Gesichtsfarbe

Hinweise auf Salz Nr. 2 – Calcium phosphoricum

Betrachten Sie in Ruhe Ihr Gesicht und suchen Sie nach den folgenden Anzeichen:
→ Leichter Glanz an den Schläfen
→ Die Haut im ganzen Gesicht wirkt blass und wie mit Wachs überzogen. An Stirn, Ohren, Nasenwurzel und am unteren Rand der beiden Nasenflügel ist das wächserne Aussehen besonders stark ausgeprägt.
→ Auf der Stirn zeigen sich oft bläuliche Flecken.
→ Weiße Verfärbungen auf den Zähnen und vor allem auf den Fingernägeln
→ Weißer Belag auf der Zunge, der sich pelzig anfühlt

→ Verkrampfte, sichtbar angespannte Gesichtsmuskulatur; zusammengepresste Lippen
→ Schmale Lippen
→ Häufig Neigung zu Karies

Körperliche Zeichen
→ Deutliche Anzeichen eines Mangels sind Herz-Kreislauf-Erkrankungen sowie Blutarmut (Anämie) oder Herzrhythmusstörungen, aber auch Osteoporose (Knochenschwund), die erst in höherem Alter zutage tritt.
→ Zu den nervös bedingten Anzeichen zählen Schlafstörungen (Einschlaf- und Durchschlafstörungen, nächtliches Erwachen) sowie Kopfschmerzen, die sich nach Anstrengungen zeigen.

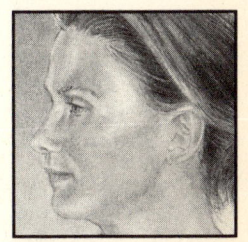

→ Häufiges Nasenbluten oder Polypen in der Nase weisen auf ein Fehlen dieses Salzes ebenso hin wie Rachitis oder Schwierigkeiten beim Zahnen.
Zeichen der Psyche sind schwerer zu entdecken. Forschen Sie behutsam nach Anzeichen von Nervosität oder Depressionen.

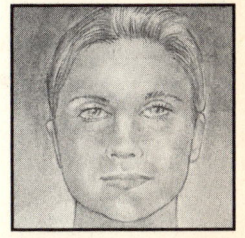

Emotionaler Zusammenhang
Nervosität, Niedergeschlagenheit und wiederkehrende Erschöpfungszustände gehören zu den psychischen Merkmalen.

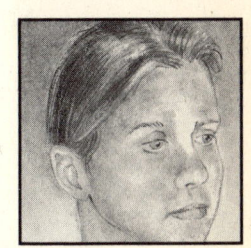

Calcium phosphoricum ist gleichermaßen beteiligt am Knochenaufbau wie an der Fähigkeit zur Entspannung. Bei einem Mangel an dem Salz geht es darum, aufrecht und vor allem gelassen seinen Weg zu verfolgen. Der Calcium-phosphoricum-Typ ist gut beraten, sich wieder mehr auf seine innere Stimme zu besinnen.

»Eisenschatten« an den Augen und rote Ohren

Hinweise auf Salz Nr. 3 – Ferrum phosphoricum

Betrachten Sie in Ruhe Ihr Gesicht und suchen Sie nach den folgenden Anzeichen:

→ Dunkle, schwarz-bläulich wirkende Verfärbungen an den inneren Augenwinkeln, die sogenannten »Eisen-schatten«. Sie führen zu einem müden, erschöpften Aussehen – wie nach einer schlaflosen Nacht, auch wenn man eigentlich ausreichend Schlaf hatte. Die »Eisenschatten« können Sie besser ausmachen, wenn Sie einen Meter vom Spiegel wegtreten oder den Hand-spiegel weit von Ihrem Gesicht abhalten. Aus unmittel-barer Nähe sind die dunklen Schatten oft nicht so auf-fällig, insbesondere dann, wenn sie noch nicht so inten-siv ausgeprägt sind. Es empfiehlt sich darüber hinaus, die Augenpartien von der Seite zu betrachten.

→ Rötliche Verfärbungen im gesamten Gesicht, besonders auf der Stirn und im Bereich der Wangenknochen. Die-se typische »Eisenröte« lässt die Haut so aussehen, als ob man länger bei Kälte draußen gewesen und dann in die Wärme zurückgekehrt wäre.

→ »Eisenohren«, rote und warme Ohren. Manchmal sind die Ohren zwar nicht gerötet, aber auffällig warm.

→ Bei Hektik und Erregung zeigen sich rote Flecken an Hals und im Gesicht.

→ Unreinheiten und Pickel, die sich leicht entzünden

Überprüfen Sie das Ergebnis, indem Sie nach Anzeichen eines geschwächten Immunsystems fahnden, wie wiederholte Entzündungen und Infekte oder nur mäßiges Fieber (bis 39°C), die für Ferrum phosphoricum ebenso charakteristisch sind wie häufige Müdigkeit.

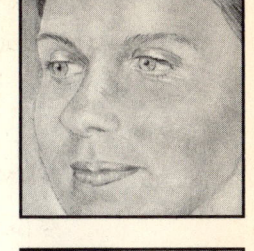

Die psychischen Zeichen sind Konzentrationsschwierigkeiten und wiederholte Konflikte mit sich und der Umwelt.

Emotionaler Zusammenhang
Wer sich häufig erregt über Dinge, die er möglicherweise sowieso nicht ändern kann, verbraucht viel Ferrum phosphoricum und

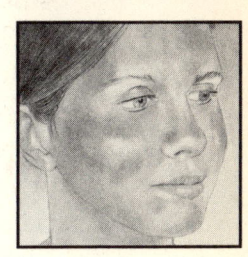

vermindert so die Widerstandsfähigkeit seines Immunsystems. Besser ist es, Problemen und Situationen gelassen und angstfrei zu begegnen, um wichtige Möglichkeiten für Veränderungen erkennen zu können.

»Milchbrille« und Couperose

Hinweise auf Salz Nr. 4 – Kalium chloratum

Betrachten Sie in Ruhe Ihr Gesicht und suchen Sie nach den folgenden Anzeichen:
→ Milchig wirkende Schattierungen um die Augen, meist mit einem leichten bläulichen, mitunter auch rötlichen Schimmer.

Je ausgeprägter Eisenschatten, Verfärbungen und andere sichtbare und unsichtbare Merkmale sind, desto größer ist der Mangel an einem Salz.

Dabei erscheint nicht die Haut an sich verfärbt, sondern wie mit weißer Farbe angemalt. Die hellen Stellen befinden sich vor allem an den oberen und unteren

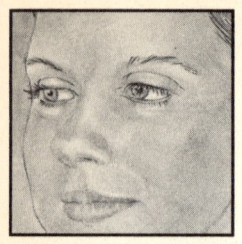

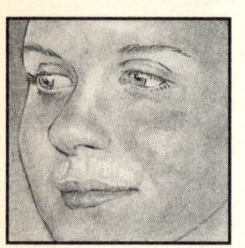

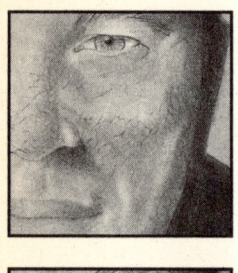

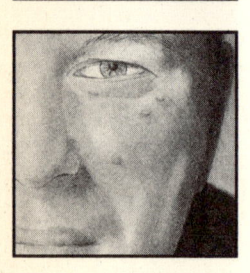

Augenlidern – so entsteht der Eindruck einer Brille. Am besten können Sie diese Signatur erkennen, wenn Sie nach oben schauen.

→ An der Oberlippe zeigt sich die Haut ebenfalls milchig oder milchig-rötlich gefärbt (Milchbart).

→ An den Wangen, auf der Nase und unterhalb der Augen gibt es häufig geplatzte, kleine Äderchen (Couperose).

→ Talgablagerungen, besonders unterhalb der Augen, die wie winzig kleine Grießkörner aussehen

→ Neigung zu verklebten Augen

→ mehlige Hautschuppen

Körperliche Zeichen

→ Wiederkehrende Drüsen- und Lymphknotenschwellungen

→ Neigung zu Thrombosen und entzündlichen Beschwerden

→ Krampfadern und Besenreiser

→ Schnelle Gewichtszunahme, Neigung zu Übergewicht

→ Weißlicher Belag auf der Zunge

→ Heißhungerattacken

→ Fadenziehender Speichel

→ Masern

→ Mumps

→ Mittelohrentzündungen

→ Gelenkschwellungen

→ Sehnenscheidenentzündungen

Emotionaler Zusammenhang

Kalium-chloratum-Menschen bilden sich häufig Beschwerden ein und tun sich schwer, sich auf Neues einzustellen. Sicherstes Anzeichen auf der psychischen Ebene ist eine übermäßige Emotionalität, die aber nicht gezeigt oder zugegeben wird. Stattdessen ist bei vielen Menschen, denen Kalium chloratum fehlt, eine Strenge spürbar, die wie selbst auferlegt wirkt.

Menschen, die viel Kalium chloratum brauchen, sind oft von einer Überbetonung Ihres Gefühlslebens gekennzeichnet. Es kommt für sie darauf an, angemessen und einfühlsam auf andere Menschen oder Umstände zu reagieren und die eigene Sensibilität für die weitere Entwicklung der Persönlichkeit einzusetzen.

Fahles Gesicht und eingefallene Schläfen

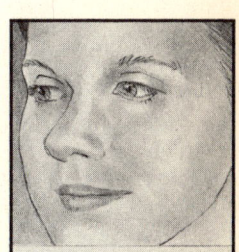

Hinweise auf Salz Nr. 5 – Kalium phosphoricum

Betrachten Sie in Ruhe Ihr Gesicht und suchen Sie nach den folgenden Anzeichen:

→ Graue Verfärbungen im gesamten Gesicht, das so wie von einem Schleier aus Asche bedeckt wirkt. Besonders am Kinn tritt dieses Merkmal verstärkt auf.

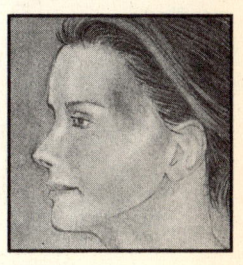

→ Auffällig starker und oft fauliger Mundgeruch, der sich auch durch Mundhygiene nicht beseitigen lässt

→ Die Schläfen wirken eingefallen und sind oft auch dunkel verfärbt. Diese Signatur ist umso ausgeprägter, je länger die Störung des Kalium-phosphoricum-Haushaltes bereits anhält.

→ Die Augen sind matt und haben keinen Glanz.

→ Neigung zu entzündetem Zahnfleisch (Parodontose)

→ Oft blutendes Zahnfleisch

Körperliche Zeichen

Zu den nicht sichtbaren Zeichen eines Mangels an Kalium phosphoricum gehören Anzeichen einer schnellen Erschöpfbarkeit, vor allem auf körperlicher Seite, und eine auffallende Müdigkeit. Muskelschwäche, Kreuzschmerzen und/oder Lähmungserscheinungen sind ebenfalls typisch. Ein charakteristisches Merkmal ist, dass Fieber auch bei Erwachsenen über 39 °C steigt.

Alle neurovegetativen Beschwerden sowie nervöse Herzbeschwerden oder auch Gedächtnisschwäche weisen auf einen Mangel an diesem Salz hin.

Die psychischen Zeichen sind nicht ganz so eindeutig. Aber Menschen, die an Gedächtnisschwäche, Konzentrationsstörungen und Nervosität leiden, sind ebenso von einem Mangel an Kalium phosphoricum betroffen wie solche, die zu Melancholie und depressiven Verstimmungen neigen oder Zustände ausgesprochener geistiger Erschöpfung und Apathie kennen. Typisch sind für diesen Typ außerdem Klaustrophobie, Vernachlässigung der eigenen Bedürfnisse bis zur Selbstaufgabe als Ausdruck eines letztlich mangelnden Selbstvertrauens.

Emotionaler Zusammenhang

Menschen mit großem Bedarf an Kalium phosphoricum neigen zum Perfektionismus und zur Hypersensibilität.

Oder sie haben ein starkes Bedürfnis nach Harmonie und den Drang, sämtliche Erwartungen Ihres Umfelds erfüllen zu wollen, obwohl oder gerade weil sie den eigenen nicht gerecht werden können.

Braun-gelblicher Teint – wie geschminkt

Hinweise auf Salz Nr. 6 – Kalium sulfuricum

Betrachten Sie in Ruhe Ihr Gesicht und suchen Sie nach den folgenden Anzeichen, obwohl die bräunliche Verfärbung des Gesichts bei den meisten Menschen dieses Salztyps vorherrschend ist:

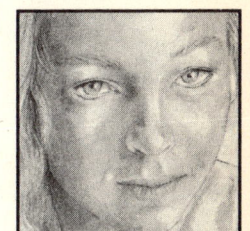

→ Viele dunkle Pigmentierungen und sogenannte Altersflecken. Diese können zu warzenartigen Flecken werden, die oft auch verhärtet sind.
→ Bräunlich-gelbliche Augenschatten
→ Die Haut im ganzen Gesicht wirkt wie geschminkt, zeigt eine bräunlich-gelbe Färbung, wie durch Make-up.

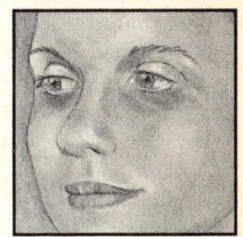

→ Sommersprossen
→ Gelb-schleimiger Belag der Zunge

Körperliche Zeichen

→ Ekzeme oder Neurodermitis
→ Muttermale, Pigmentflecken
→ Verdauungsstörungen und Völlegefühl
→ Schuppige Haut
→ Übersteigertes Bedürfnis nach frischer Luft
→ Rheumatische Beschwerden
→ Asthma

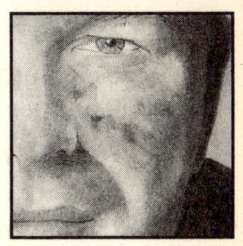

Emotionaler Zusammenhang

Menschen mit einem Mangel an Kalium sulfuricum stellen das eigene Leben oft hinten an, und die eigentlichen Bedürfnisse fallen einer äußeren Anpassung zum Opfer. Auffallend bei einem Mangel an Kalium sulfuricum ist die angespannte Stimmungslage. Viele dieser Persönlichkeiten wirken auf einen aufmerksamen Beobachter, als würden sie die Zähne zusammenpressen, um die aufsteigenden Tränen zurückzuhalten.

Klaustrophobie ist das starke Gefühl der Beklemmung in einer geschlossenen Umgebung voller Menschen. Sie kann im Flugzeug ebenso auftreten wie in der U-Bahn oder im Konzertsaal.

Eine gewisse, oft sehr geschickt verborgene Traurigkeit liegt über diesen Menschen, die sich in plötzlich aufbrechender Ängstlichkeit oder Reizbarkeit wegen Nichtigkeiten entladen kann. Auch ein auffallendes, fast übersteigert wirkendes Pflichtgefühl ist für diesen Salztyp absolut charakteristisch. Klaustrophobie und Abneigung gegen Gesellschaft sind weitere untrügliche Symptome.

Rötungen im Gesicht und hektische Flecken

Hinweise auf Salz Nr. 7 – Magnesium phosphoricum

Betrachten Sie in Ruhe Ihr Gesicht und suchen Sie nach den folgenden Anzeichen:

→ Besonders bei Stress und Anspannung bilden sich rote, sogenannte »hektische« Flecken an Hals und Dekolleté. Bei einigen Menschen können auch Alkohol und warme Mahlzeiten der Auslöser dafür sein.
→ Verlegenheitsröte
→ Zwei-Euro großer karmesinroter Fleck an der Nase

→ Auffallend rote Flecken rechts und links der beiden Nasenflügel sowie an den Wangen. Sie können dauerhaft bestehen oder auch nur vorübergehend sein.

→ Rasches Erröten in aufregenden, hektischen Situationen. Typisch ist dabei, dass die Röte kommt und wieder geht. Der Betreffende glüht innerlich, obwohl die Haut sich nicht erhitzt anfühlt.

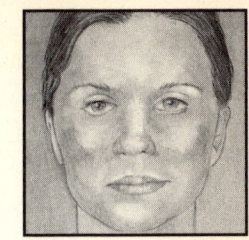

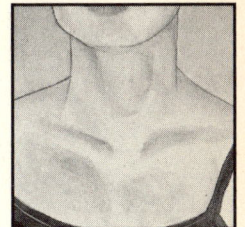

Körperliche Zeichen
→ Krämpfe aller Art (Wadenkrämpfe)
→ Blitzartig einschießende, krampf- und kolikartige Schmerzen
→ Herzrhythmusstörungen
→ Starkes Verlangen nach Schokolade
→ Schlafstörungen und Juckreiz
→ Lampenfieber
→ Zuckungen der Mundwinkel

DIE »HEISSE SIEBEN«

Bei Bauch- und Menstruationsschmerzen sowie Krämpfen, Blähungen, Blasenentzündungen und Koliken der Nieren oder Galle ist die »heiße Sieben« eine gute Hilfe. Bis sich diese Beschwerden gebessert haben, wiederholen Sie alle 30 Minuten die Einnahme. Geben Sie 10 Tabletten Magnesium phosphoricum in ein Glas abgekochtes, heißes Wasser. Rühren Sie mit einem Kunststoff- oder Holzlöffel um und nehmen Sie noch warm alle zwei bis fünf Minuten kleine Schlucke.

Emotionaler Zusammenhang
Innere Spannungen aufgrund von Lampenfieber, Verlegenheit oder Scham zehren vom Magnesiumspeicher. Die Unterdrückung von Gefühlen und die Angst, »nicht zu genügen«, halten den Körper in einem auf Dauer schädigenden Spannungsfeld gefangen.

Glänzende Haut – wie mit Gel eingerieben

Hinweise auf Salz Nr. 8 – Natrium chloratum

Betrachten Sie in Ruhe Ihr Gesicht und suchen Sie nach den folgenden Anzeichen:

→ Die Haut im gesamten Gesicht ist großporig, besonders an den Wagen und am Kinn, und sieht aufgeschwemmt und geschwollen aus.

Natrium chloratum soll bei vor allem bei Störungen helfen, die sich durch Schwellungen (Ödeme) oder Trockenheit von Schleimhäuten bemerkbar machen.

→ Die Lidränder sind rötlich und entzündet, manchmal zeigt sich der rote Rand auch am Haaransatz auf der Stirn. Beides weist auf einen bereits länger bestehenden Mangel an Natrium chloratum hin.

→ Feucht glänzende obere und untere Augenlider: Sie wirken wie mit Gel bedeckt, man spricht auch von »Gelatineglanz«. Diese Signatur erkennen Sie am besten, wenn Sie nach oben schauen.

→ Viele Hautunreinheiten und Pickel

→ Dicke Wangen (»Pausbacken«)

→ Trockene Haut am gesamten Körper, nicht nur im Gesicht. Dabei ist die Haut nicht fettarm, sondern leidet unter zu wenig Feuchtigkeit. Fetthaltige Cremes werden daher schlecht vertragen.

Körperliche Zeichen
→ Starker Durst
→ Verlangen nach Gesalzenem
→ Brennen in Speiseröhre und Schlund
→ Wässriger, klarer Schnupfen
→ Ödeme
→ Ausfluss
→ kalte Hände und Füße
→ Trockenheit
→ Muskelzuckungen

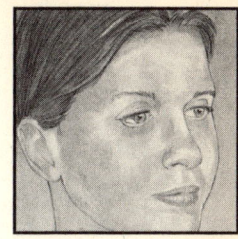

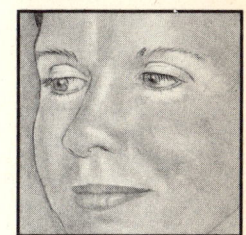

Emotionaler Zusammenhang
Menschen mit einem Mangel an Natrium chloratum ziehen sich vom Leben und ihren Mitmenschen zurück, wenn sie nicht mit offenen Armen begrüßt und vermeintlich zu wenig beachtet werden. Dann schmollen sie vorübergehend und sind beleidigt. Zudem sind sie sehr schnell gekränkt – schon ein unfreundliches Wort, ein hämischer Blick, eine »dumme« oder leicht abfällige Bemerkung genügen. Diese Reaktion ist Ausdruck einer gewissen Überheblichkeit.

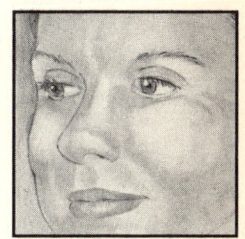

Fettglänzende Haut und Unreinheiten

Hinweise auf Salz Nr. 9 – Natrium phosphoricum

Betrachten Sie in Ruhe Ihr Gesicht und suchen Sie nach den folgenden Anzeichen:
→ Fettiger, stumpfer Glanz auf der Stirn, an den Nasenflügeln, auf der Nasenspitze und am Kinn – der soge-

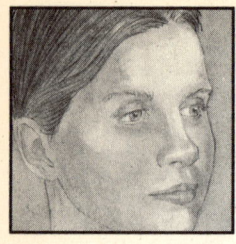

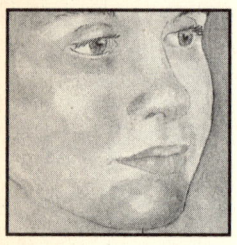

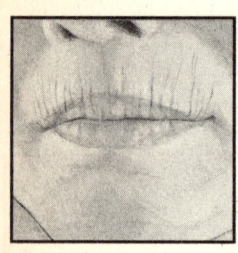

nannten T-Zone. Hier sind die Talgdrüsen besonders zahlreich angesiedelt. Der Fettglanz ist nicht immer gleich stark ausgeprägt, im Sommer tritt er beispielsweise stärker in Erscheinung als im Winter. Bei Frauen spielen auch der Menstruationszyklus und hormonelle Veränderungen im Lauf der Jahre eine Rolle hinsichtlich der Intensität.

→ Auffällig viele Mitesser und Pickel
→ Die Haut im ganzen Gesicht hat einen matten, perlmuttartigen Schimmer.
→ Blasse Schleimhäute
→ Rötliche Verfärbung am Kinn
→ Senkrecht auf die Oberlippe zulaufende feine Falten
→ Aufgedunsene Wangen, oft gepaart mit einem ausgeprägten Doppelkinn
→ Trockene Haare, die beim Bürsten leicht »fliegen«, und unreine Haut
→ Die Zunge ist hinten gelb.

Körperliche Zeichen
→ Auf der nicht sichtbaren Ebene, gleichsam hinter den Kulissen, begünstigt der entgleiste Säuren-Basen-Haushalt vor allem Sodbrennen, Magenschleimhautentzündung (Gastritis) und alle Beschwerden, die im Gefolge einer Übersäuerung auftreten können.
→ Rheumatische Beschwerden
→ Steinbildung
→ Stoffwechselstörungen

Alle Natrium-phosphoricum-Beschwerden sind periodisch und quälend. Sie verschlechtern sich durch körperliche Anstrengung und bei feucht-kaltem Wetter.

Emotionaler Zusammenhang
Zu den psychischen Zeichen zählen Reizbarkeit, Aggression gegen sich selbst und ein übermäßiger Energieeinsatz. Wenn jemand »sauer« reagiert, handelt er meist aggressiv gegen sich selbst. Er unterdrückt seine Gefühle und Enttäuschungen und schottet sich gegen die Außenwelt ab. Ständige Gereiztheit, Intoleranz und Ungeselligkeit eines Menschen können auf einen Mangel an Natrium phosphoricum hinweisen.

Helle Stelle zwischen Mund und Nase

Hinweise auf Salz Nr. 10 – Natrium sulfuricum
Betrachten Sie in Ruhe Ihr Gesicht und suchen Sie nach den folgenden Anzeichen:

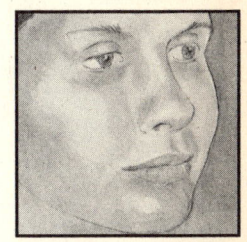

→ Rötung im gesamten Gesicht
→ Grünlich-graue Verfärbung am Kinn
→ Auch die Augäpfel sind oft gelblich verfärbt, die Augenwinkel gerötet.
→ Häufig aufgedunsenes Gesicht
→ Geschwollene Tränensäcke
→ Nase zeigt bläulich-rötliche Verfärbungen.

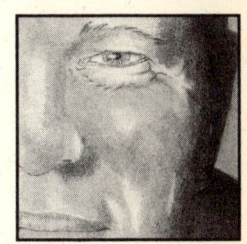

→ Im Bereich zwischen Oberlippe und Nase ist die Haut auffällig heller als im restlichen Gesicht; mitunter zeigen sich hier auch helle Flecken.
→ Ohren sind blau bis rot.

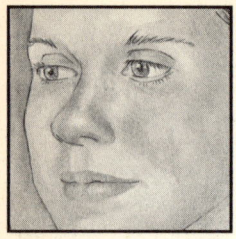

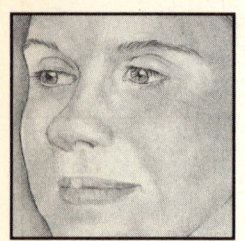

Körperliche Zeichen

Wenn Leber, Nieren und Blase, aber auch Gallenblase und Darm die zu ihrer Arbeit nötige Unterstützung von Natrium sulfuricum fehlt, kann der Körper weder Gewebsflüssigkeiten noch Wasseransammlungen im notwendigen Maß ausscheiden. Dies zeigt sich nicht nur im Gesicht, sondern am ganzen Körper. Es kommt zu:

→ Wasseransammlungen im Gewebe
→ Geschwollenen Beinen und Händen
→ Übel riechenden Blähungen
→ Juckender Haut
→ Geschwollenen Augen (Tränensäcke)
→ Kopfschmerzen
→ Gelenkbeschwerden
→ Bei Infektionen zu Fieberbläschen und Herpes
→ Diabetes
→ Nässenden Hautausschlägen

Emotionaler Zusammenhang

Auch im seelischen Bereich werden ungute Gefühle nicht genügend verarbeitet. Ein Mangel an Natrium sulfuricum macht sich durch gegensätzliche Gefühlsäußerungen bemerkbar – man schwankt zwischen Wut und Melancholie. Ausscheiden heißt loslassen. Wenn ein Mensch über Jahre mit sich selbst oder mit seiner Umwelt auf Kriegsfuß steht, wenn er immer wieder alte Probleme hervorholt und an ihnen knabbert, ohne wirklich an der Lösung zu arbeiten, dann dürfte er an einem Mangel an Natrium sulfuricum leiden.

Körperliche Zeichen
→ Eitrige Mandel- und Halsentzündungen
→ Wiederholte Gelenkentzündungen
→ Gelenkversteifung
→ Chronische Eiterungen
→ Nierenbeckenentzündung
→ Brennen beim Wasserlassen
→ Schwindelgefühle
→ Schwaches Gedächtnis
→ Eiterungen am Auge
→ Übergewicht
→ Brüchige Fingernägel

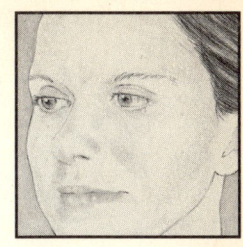
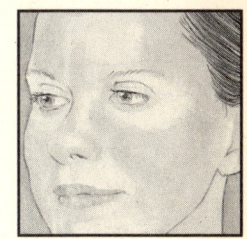

Emotionaler Zusammenhang
Bei einem Mangel an Kalziumsulfat gerät auch die Psyche aus dem Gleichgewicht. So, wie sich im Körper eine Neigung zu eitrigen Entzündungen und Abszessen breitmacht, wird auch die Persönlichkeit »unleidig«. Menschen, die gern recht haben, die versuchen, sich auf Biegen und Brechen mit ihrer Meinung durchzusetzen, leiden häufig an einem Kalziumsulfat-Mangel.

Insgesamt sind Calcium-sulfuricum-Menschen unauffällig, sehr pflichtbewusst und mit dem Leben nicht ganz zufrieden. Bei Calcium sulfuricum geht es hauptsächlich um die Abgrenzung nach innen und außen. Für alles offen zu sein stellt für den Kalziumsulfat-Menschen meist eine Überforderung dar. Auf der anderen Seite macht eine völlige Abgrenzung oft einsam. Es geht bei diesem Typ also vor allem darum, bei sich zu sein und sich auf seine Gefühle einlassen zu können, ohne die Welt aus den Augen zu verlieren.

Spurensuche von Kopf bis Fuß

Auf den folgenden Seiten finden Sie eine Aufzählung körperlicher und psychischer Symptome, die Störungen im Mineralstoffhaushalt anzeigen.

Körper-Check-up

Lesen Sie sich die Übersicht aufmerksam durch und kreuzen Sie die auf Sie zutreffenden Merkmale an. Im Anschluss lesen Sie die Beschreibung jenes Salzes durch, bei dem Sie die meisten Kreuze gemacht haben: Es passt am besten zu Ihrer aktuellen Lebenssituation.

Bewegungsapparat

Bänder und Sehnen

❑ Schwäche . . . . Calcium fluoratum
☒ Spreiz-, Senk- oder Knickfuß . . . . Calcium fluoratum
❑ Entzündungen . . . . Ferrum phosphoricum

Gelenke

☒ Harnsäureablagerungen,
   Gichtbeschwerden . . . . Natrium phosphoricum
❑ Gelenkbeschwerden . . . . Natrium sulfuricum
❑ Entzündungen . . . . Calcium sulfuricum

Knochen

❑ Neigung zu Brüchen . . . . Calcium phosphoricum
❑ Osteoporose (Knochenschwund) . . Calcium fluoratum
❑ Überbeine . . . . Calcium fluoratum
❑ Schwäche . . . . Silicea

Muskeln

- ❏ Schwäche .... Kalium phosphoricum
- ☒ Verspannungen............. Magnesium phosphoricum   *7*
- ☒ Neigung zu Krämpfen ..... Magnesium phosphoricum   *7*
- ❏ Blähungskoliken............ Magnesium phosphoricum

Verdauungssystem

Magen und Speiseröhre

- ❏ Empfindlich, schnell gereizt .... Kalium chloratum   —
- ❏ Schleimhaut entzündet........ Natrium phosphoricum
- ❏ Sodbrennen .... Natrium phosphoricum
- ❏ Brennendes Gefühl in Speise-
  röhre und Schlund................. Natrium chloratum
- ❏ Völlegefühl .... Kalium sulfuricum

Darm

- ❏ Schlechte Fettverdauung ...... Natrium phosphoricum
- ❏ Durchfall .... Natrium sulfuricum
- ❏ Verstopfung........................ Natrium sulfuricum
- ☒ Blähungen .... Natrium sulfuricum   *10*
- ❏ Faulig riechender Stuhl .... Kalium phosphoricum
- ❏ Häufiges Hungergefühl......... Kalium phosphoricum

Gefäßsystem

Kreislauf

- ❏ Durchblutungsstörungen, häufig
  kalte Füße und Hände.............. Natrium chloratum
- ❏ Blutarmut .... Calcium phosphoricum
- ❏ Häufiges Nasenbluten .... Calcium phosphoricum
- ☒ Herzrasen.................. Magnesium phosphoricum   *7*
- ❏ Polypen in der Nase........... Calcium phosphoricum

Blutgefäße

- ❏ Hämorrhoiden......................Calcium fluoratum
- ☒ Krampfadern........................Calcium fluoratum
- ❏ Besenreiser.........................Calcium fluoratum
- ❏ Neigung zu Thrombosen...........Kalium chloratum

Haut, Haare und Nägel

Haut

- ❏ Schuppig..........................Kalium sulfuricum
- ☒ Schwaches Bindegewebe..........Calcium fluoratum
- ❏ Schlaffe Haut......................Calcium fluoratum
- ❏ Viele Falten..Silicea
- ❏ Vorzeitig gealtertes Aussehen....................Silicea
- ❏ Großporig..........................Natrium chloratum
- ☒ Zellulitis...........................Natrium chloratum
- ❏ Falten an den Augenwinkeln......................Silicea
- ❏ Zahlreiche Muttermale, Alters- und
  Pigmentflecken.....................Kalium sulfuricum
- ❏ Unreine Mischhaut, viele Mitesser
  und Pickel....................Natrium phosphoricum
- ❏ Ekzeme.............................Kalium sulfuricum
- ❏ Akne.........................Natrium phosphoricum
- ❏ Neurodermitis......................Kalium sulfuricum
- ❏ Herpes und Fieberbläschen........Natrium sulfuricum
- ☒ Starke Hornhautbildung............Calcium fluoratum
- ❏ Schwangerschaftsstreifen...........Calcium fluoratum
- ☒ Häufiges Jucken............Magnesium phosphoricum
- ❏ Schlecht heilende Wunden.......................Silicea
- ❏ Wie gegerbt, »Lederhaut«...........Calcium fluoratum
- ☒ Rasch errötend.............Magnesium phosphoricum
- ❏ Neigung zu blauen Flecken.......................Silicea

Schleimhäute

- ❏ Empfindlich............................Kalium chloratum
- ❏ Häufige Entzündungen..............Kalium chloratum
- ☒ Trocken.............................Natrium chloratum   *8*

Finger- und Zehennägel

- ☒ Spröde...............................Calcium fluoratum   *1*
- ❏ Brüchig..Silicea
- ❏ Schlechtes Wachstum..............................Silicea
- ❏ Nagelpilze.........................Calcium fluoratum
- ❏ Rillen, längs oder quer..........Ferrum phosphoricum

Haare

- ❏ Struppig und spröde............Ferrum phosphoricum
- ❏ Fettig............................Natrium phosphoricum
- ❏ Schlechtes Wachstum..............................Silicea
- ❏ Haarausfall..Silicea

Immunsystem

- ❏ Generell geschwächt............Ferrum phosphoricum
- ❏ Häufige Erkältungen............Ferrum phosphoricum
- ❏ Geschwollene Lymphknoten........Kalium chloratum
- ❏ Wässriger Schnupfen..............Natrium chloratum
- ❏ Chronische Eiterungen............Calcium sulfuricum

Ausscheidungsorgane und Wasserhaushalt

- ❏ Häufig Blasenentzündungen.. Natrium phosphoricum
- ❏ Spontaner, schwer kontrollier-
  barer Harndrang....................Calcium fluoratum
- ❏ Wasseransammlungen (Ödeme).. Natrium sulfuricum

☒ Häufig geschwollene Beine, Füße
und Hände . . . . Natrium sulfuricum

❏ Geschwollene Tränensäcke unter den
Augen . . . . Natrium phosphoricum

❏ Gestörter Wasserhaushalt
(z. B. zu wenig oder zu viel Tränen-
flüssigkeit) . . . . Natrium chloratum

Zähne und Mundraum

☒ Karies . . . . Calcium fluoratum

☒ Zahnfleischbluten . . . . Kalium phosphoricum

❏ Blasses, schlecht durch-
blutetes Zahnfleisch . . . . Calcium phosphoricum

❏ Starker Mundgeruch . . . . Kalium phosphoricum

❏ Defekte der Mundschleim-
haut (Aphten) . . . . Kalium chloratum

Weitere allgemeine Merkmale

❏ Schnell erschöpft . . . . Kalium phosphoricum

❏ Mattigkeit . . . . Calcium phosphoricum

❏ Häufige Müdigkeit . . . . Ferrum phosphoricum,
Kalium phosphoricum

☒ Übergewicht . . . . Kalium chloratum

❏ Häufige Kopfschmerzen . . . . . . Calcium phosphoricum,
Natrium sulfuricum

☒ Schlafstörungen . . . . Calcium phosphoricum,
Magnesium phosphoricum

❏ Häufige Entzündungen . . . . Calcium sulfuricum

❏ Übelkeit, ohne dass es dafür
ersichtliche Gründe gibt . . . . Natrium sulfuricum

❏ Schwindel . . . . Silicea

Verlangen nach ...

- ☐ Pikanten Speisen .... Calcium phosphoricum
- ☐ Salzigen Speisen .... Natrium chloratum
- ☐ Frischer Luft .... Kalium sulfuricum
- ☐ Schokolade .... Magnesium phosphoricum
- ☒ Süßigkeiten und süßen
   Mehlspeisen .... Natrium phosphoricum   9

Check-up der Psyche

Sie finden hier eine Reihe von Eigenschaften, die typisch
für bestimmte Schüßler-Salze bzw. charakteristisch für
Mangelerscheinungen sind. Deshalb sind diese Anzeichen
ebenso wichtig für die Bestimmung Ihres Salzes wie Ihre
körperlichen Signaturen. Seien Sie also ganz ehrlich mit
sich selbst.

- ☐ Sehr emotional .... Kalium chloratum
- ☐ Leicht erregbar .... Silicea
- ☐ Konzentrationsschwierigkeiten .... Ferrum
                 phosphoricum, Kalium phosphoricum
- ☒ Schlechtes Gedächtnis .... Kalium phosphoricum   5
- ☒ Fühlt sich leicht blamiert .. Magnesium phosphoricum   7
- ☒ Minderwertigkeitsgefühle .... Calcium fluoratum,   7
                 Magnesium phosphoricum   5
- ☒ Wenig Selbstvertrauen .... Kalium phosphoricum
- ☒ Häufig verlegen .... Magnesium phosphoricum   7
- ☐ Von Ängsten geplagt .... Silicea
- ☐ Klaustrophobie .... Silicea
- ☐ Hektisch, unruhig .... Calcium fluoratum
- ☒ Nervosität, Gereiztheit .... Kalium phosphoricum,   5 -
                 Natrium sulfuricum

Check-up der Psyche **87**

3   ☒ Antriebslosigkeit .... Ferrum phosphoricum
~   ❏ Empfindlich .... Ferrum phosphoricum,
                                                         Calcium phosphoricum
  ❏ Schnell gekränkt .... Ferrum phosphoricum,
                                                         Natrium chloratum
  ❏ Schnell und oft wütend .... Natrium sulfuricum
  ❏ Gereizt, wütend .... Kalium chloratum
  ❏ Überheblich .... Natrium chloratum
  ❏ Probleme mit der Umwelt ...... Ferrum phosphoricum
  ❏ Aggressiv gegen sich selbst ... Natrium phosphoricum
1   ☒ Depressive Verstimmungen
                               Calcium fluoratum, Silicea
  ❏ Melancholie .... Silicea
~   ❏ Stimmungsschwankungen .... Calcium phosphoricum
  ❏ Übermäßiges Pflichtgefühl .... Kalium chloratum
  ❏ Extreme Ansichten .... Calcium sulfuricum
~   ❏ Großes Harmoniebedürfnis .... Silicea
  ❏ Gleichgültigkeit .... Natrium sulfuricum
  ❏ Trägheit .... Kalium sulfuricum
  ❏ Vernachlässigt eigene
      Bedürfnisse .... Kalium phosphoricum
  ❏ Rechthaberisch .... Calcium sulfuricum
  ❏ Leidet unter dem Gefühl,
      beobachtet zu werden .... Ferrum phosphoricum
  ❏ Häufige Albträume .... Calcium phosphoricum
  ❏ Versagensgefühle .... Magnesium phosphoricum
  ❏ Zukunftsängste .... Silicea
  ❏ Opferrolle .... Calcium phosphoricum
  ❏ Eifersucht .... Calcium sulfuricum
  ❏ Eigensinn .... Kalium sulfuricum
  ❏ Stiller Kummer .... Natrium chloratum

Lassen Sie sich leiten

Im Folgenden finden Sie die umfassenden Bilder aller zwölf Schüßler-Salze. Alle körperlichen und psychischen Auffälligkeiten sind beschrieben, die für den jeweiligen Salz-Typ charakteristisch sind. Mit diesen sogenannten Leitsymptomen gleichen Sie nun die von Ihnen bei sich selbst gefundenen Anzeichen ab.

→ Als Folge der Gesichtsdiagnose hat sich ja sicher bereits ein bestimmtes Salz herausgestellt.

→ Sehen Sie nach, welches Salz Sie beim Check-up von Körper und Psyche (→ Seite 82 ff.) am häufigsten angekreuzt haben. Lesen Sie die Beschreibung dieses Salzes aufmerksam durch.

Finden sich Übereinstimmungen mit den vorliegenden Anhaltspunkten? Treffen die beschriebenen Merkmale auch auf Sie zu?

Anhand der gefundenen Parallelen können Sie jetzt Rückschlüsse auf das für Sie passende Salz ziehen. Bei mehreren Übereinstimmungen sowohl der körperlichen und psychischen Merkmale wie der Zeichen im Gesicht haben Sie Ihr Salz gefunden.

Die dargestellten Kennzeichen kommen natürlich nicht alle exakt so vor, wie sie hier beschrieben sind. Manchmal sind sie schwächer ausgeprägt oder fehlen völlig, obwohl Sie zu diesem Typ gehören.

Behandlung mit dem Konstitutionssalz

Bei den einzelnen Salzen ist jeweils beschrieben, wie Sie bei der Behandlung der konstitutionellen Schwächen und Beschwerden vorgehen. Es kann auch vorkommen, dass mehrere Salze für Sie passend sind. Dann sind Sie ein

Mischtyp, wie übrigens viele andere Menschen auch. In diesem Fall nehmen Sie zur Konstitutionsbehandlung zwei oder maximal drei Salze ein.

→ Sie finden zu jedem Salz die Dosierung, die sich aufgrund der Erfahrung als die beste herausgestellt hat.

→ Wie Sie sehen werden, handelt es sich meist um Behandlungszeiträume von mehreren Monaten. Diese Zeit erklärt sich daraus, dass der Körper die Mineralien nicht nur in den Stoffwechsel einschleust, sondern auch seine Reserven auffüllt.

Typisch Calcium fluoratum

Ein schwaches Bindegewebe sowie eine generell verminderte Stabilität körperlicher Strukturen sind die auffallenden körperlichen Hauptcharakteristika dieses Typs. Sie äußern sich in schwachen Gelenken, Sehnen und Bändern, betreffen aber auch die Wände der Blutgefäße. Damit erklärt sich die Neigung zu Krampfadern und Hämorrhoiden, die durch Bewegungsmangel und ballaststoffarme Ernährung noch verstärkt werden. Der Calcium-fluoratum-Typ wirkt angespannt und ängstlich.

Wenn Sie unsicher sind, ob ein Salz wirklich das richtige ist, lesen Sie die folgenden Gesamtschauen, denn sie machen es Ihnen leichter, sich in ein Salz »hineinzufühlen«.

Körperliche Anzeichen

Da der Bewegungsapparat nur eingeschränkt gestützt wird, kann es leichter zu Verletzungen bei körperlicher Belastung oder beim Sport kommen. Auch Knochenbrüche und -schwäche sowie Haltungsschäden sind häufige Probleme dieses Salz-Typs. Ebenso wie schlaffe Haut an Bauch und Oberschenkeln – un-übersehbare Folgen des schwachen Bindegewebes. Bei Frauen kommt es auch leichter zu Schwangerschaftsstreifen am Bauch oder Po.

Die Haut ist häufig rissig, besonders an den Händen und Lippen. Sie neigt zu Verhärtungen und zur Hornhautbildung.

Eine Besserung dieser Beschwerden bewirken Wärme und Bewegung. Nasskaltes Wetter, Kälte generell sowie Ruhigstellung führen zur Verschlimmerung.

Psychische Merkmale

Dieser Salz-Typ fällt durch seine Ungeduld und Ruhelosigkeit auf. Weiterhin typisch sind depressive Verstimmung und Angst, die Anforderungen des Alltags und seiner Mitmenschen nicht bewältigen zu können.

Behandlung für den Calcium-fluoratum-Typ

Nehmen Sie zweimal täglich eine Tablette Kalziumfluorat, über drei bis sechs Monate hinweg, abhängig davon, wie ausgeprägt die Störung bereits ist und wie lange es demzufolge dauert, bis sich die Beschwerden bessern. Kinder und Jugendliche sollten über den genannten Zeitraum täglich eine Tablette einnehmen.

Sowohl bei Erwachsenen wie auch bei Kindern und Jugendlichen wird empfohlen, verschiedene Potenzen im Wechsel einzusetzen: Jeweils einen Monat lang sollten die Potenzen D3, D6 und D12 eingenommen werden.

Typisch Calcium phosphoricum

Menschen dieses Salz-Typs sind körperlich nur wenig belastbar. Sie haben meist einen schwachen Knochenbau, sind schnell erschöpft und erholen sich nach Anstrengungen langsamer als andere Menschen. Sie neigen allgemein zu Schreckhaftigkeit.

Körperliche Anzeichen

Überstandene Krankheiten erfordern entsprechend eine deutlich längere Erholungsphase. Die Wachstumsvorgänge sind ebenfalls verzögert: Bei Kindern zeigt sich dies im langsameren Knochenwachstum und in verzögerter Zahnbildung. Auch Heilungsprozesse beanspruchen mehr Zeit – ein typisches Problem sind schlecht heilende Knochenbrüche. Ebenso erfordern Entzündungen und Erkrankungen der Schleimhäute eine längere Regeneration. Calcium-phosphoricum-Typen neigen weiterhin zu Kopfschmerzen und Polypen in der Nase und frieren leicht. Auch daran, dass sie gerne pikante Speisen, Geräuchertes, Senf und Ketchup essen, erkennen Sie diesen Salz-Typ.

Eine Besserung dieser Beschwerden bewirken Hitze und Entspannung. Nässe und Kälte führen zur Verschlimmerung. Auch nachts sind die Beschwerden ausgeprägter.

Psychische Merkmale

Psychisch auffällig ist die leichte Verletzbarkeit: Schon bei Kleinigkeiten reagiert dieser Salz-Typ ängstlich und zieht sich zurück. Dabei besteht im Berufsleben wie privat die Tendenz, sich übergangen und missachtet zu fühlen.

Behandlung für den Calcium-phosphoricum-Typ

Erwachsene und Jugendliche über zwölf Jahre nehmen zweimal täglich zwei Tabletten Kalziumphosphat in der Potenz D6 – zwei oder besser noch drei Monate lang.

Jüngeren Kindern geben Sie über denselben Zeitraum täglich eine Tablette. Zur nachhaltigen Stärkung empfiehlt es sich, die Konstitutionsbehandlung nach vier Wochen zu wiederholen.

Typisch Ferrum phosphoricum

Das größte Handicap dieses Salz-Typs ist sein schwaches Abwehrsystem: Die Reaktion der Immunzellen auf Krankheitserreger ist geschwächt, und entsprechend hoch ist die Anfälligkeit. Der Ferrum-phosphoricum-Mensch ist eher kälteempfindlich und friert leicht.

Körperliche Anzeichen
Häufige Infekte und Erkältungen sind charakteristische Schwächen dieses Typs, ebenso seine rasche körperliche und geistige Erschöpfbarkeit. Auch Konzentrationsfähigkeit und mentale Leistungskraft sind häufig vermindert.

Nachts verschlimmern sich die Beschwerden, ebenso durch Wärme und Bewegung. Ruhe, Kühlung sowie Kälte bessern sie.

Weitere Auffälligkeiten sind Rötungen der Haut, besonders im Gesichtsbereich, und häufige Entzündungen der Sehnen und Bänder. Sehnenscheidenentzündungen sind ein typisches Problem dieser Menschen. Bei Schmerzen bringt ihnen Kälte Linderung: ein Merkmal, das Ihnen die Zuordnung zu diesem Schüßler-Salz erleichtern kann.

Psychische Merkmale
Der Ferrum-phosphoricum-Typ ist meist nervös und hat mit dadurch bedingten Störungen zu kämpfen. Er ist sehr

ängstlich und macht es sich im Umgang mit seiner Umwelt oftmals unnötig schwer. Wer das Für und Wider zu lange abwägt und alle Eventualitäten bedenkt, legt sich selbst Steine in den Weg.

Behandlung für den Ferrum-phosphoricum-Typ

Erwachsene nehmen über drei Monate hinweg morgens zwei Tabletten Eisenphosphat auf nüchternen Magen ein; Kinder morgens nüchtern nur eine Tablette.

Alle Altersgruppen sollten die Potenzen im Laufe der drei Monate steigern: beginnend mit D3, im zweiten Monat D6 und schließlich D12.

Typisch Kalium chloratum

Die Schwächen dieses Typs liegen im Bereich der Schleimhäute: Diese sind übermäßig empfindlich und häufig entzündet. Sein leicht entzündliches Temperament verbirgt der Kalium-chloratum-Typ hinter Disziplin.

Bewegung verschlimmert die Beschwerden, ebenso pikant gewürzte und fettreiche Speisen. Wärme und Entspannung bewirken dagegen eine Besserung.

Körperliche Anzeichen

Schnupfen, Entzündungen und Defekte (Aphten) der Mundschleimhaut sind typisch, wie auch ein weißer Belag auf der Zunge. Die Magenschleimhaut ist ebenfalls anfällig für Entzündungen und der Magen empfindlich. Frauen dieses Salz-Typs leiden häufig an Schmier- und Zwischenblutungen. Weitere Schwachpunkte sind eine rasche Gewichtszunahme und die Neigung zu Besenreisern an den Beinen.

Psychische Merkmale

Sehr pflichtbewusst und leistungsfixiert – so erscheint dieser Salz-Typ nach außen. Dahinter verbirgt sich meist ein sehr empfindlicher Mensch, der seine Gefühlswelt verschließt. Das kann häufig auch zu impulsiven Reaktionen und Selbstmitleid führen. Beschwerden entstehen vor allem durch Ärger und Wut.

Behandlung für den Kalium-chloratum-Typ

Erwachsene nehmen viermal täglich eine Tablette Kaliumchlorat D6, über ein bis zwei Monate hinweg, bis sich die Beschwerden bessern. Kinder und Jugendliche sollten über den genannten Zeitraum zweimal täglich eine Tablette in der Potenz D6 einnehmen.

KALIUM STÄRKT DIE NERVEN

Befindet sich zu wenig Kalium in den Zellen, steigt die Erregbarkeit von Nerven und Muskeln. Hinter so manchen Beschwerden, die als nervös oder seelisch bedingt gelten, verbirgt sich ein Kaliummangel.

Typisch Kalium phosphoricum

Kalium ist das Salz für Nerven und Psyche. Entsprechend viele gesundheitliche Probleme oder Beeinträchtigungen treten in diesem Bereich auf.

Körperliche Anzeichen

Charakteristische körperliche Schwachpunkte sind Störungen im Verdauungssystem. Probleme mit dem Darm und Blähungen sind häufig. Die enge Beziehung dieses Salzes zum muskulären System zeigt sich ferner in einer Schwäche, die oftmals die Schließmuskeln von Blase und Darm betrifft (Inkontinenz).

Ebenso auffällig und leider sehr unangenehm für den Betreffenden und seine Umwelt ist starker Mundgeruch. Weitere Merkmale sind Zahnfleischbluten, rasche Erschöpfung und ständiger Hunger. Vertreter dieses Typs könnten auch kurz nach einer Mahlzeit schon wieder essen, sind dabei aber in der Regel nicht sehr viel beleibter als andere Menschen.

Psychische Merkmale

Die für das Salz charakteristischen Schwächen liegen mehr im psychischen Bereich. Das Nervenkostüm dieses Typs ist in der Regel strapaziert und überreizt, was unter anderem zu nervös bedingten Beschwerden wie Schlafstörungen führt. Kalium-phosphoricum-Menschen neigen darüber hinaus sehr zu seelischem Auf und Ab und pendeln dabei nicht selten von Melancholie bis hin zur Hysterie. Ganz typisch sind ihre Angst und Verzagtheit. Das Spektrum, in dem sich dieser Wesenszug äußern kann, reicht von Misstrauen über Weinerlichkeit bis hin zu Klaustrophobie und eingebildeten Krankheiten.

Mäßige Bewegung bringt eine Besserung der Beschwerden, Anstrengung, Stress und Kälte verschlimmern sie dagegen.

Anstatt sich angesichts seiner mangelnden seelischen Belastbarkeit zu schonen, betreibt dieser Salz-Typ häufig das genaue Gegenteil. Er verausgabt sich bis zur Selbstaufgabe, weil er den Zusammenhang zwischen Erschöpfung und Überforderung nicht erkennt.

Behandlung für den Kalium-phosphoricum-Typ

Erwachsene nehmen Kaliumphosphat D6 vier Wochen lang immer morgens wie die »heiße Sieben« ein. Dazu werden zehn Tabletten in heißem Wasser aufgelöst und in kleinen Schlückchen getrunken. Für Kinder und Jugendliche werden nur fünf Tabletten Kaliumphosphat D6 aufgelöst und morgens verabreicht.

Typisch Kalium sulfuricum

Diesen Salz-Typ kennzeichnen vor allem zwei Merkmale: häufige Erkältungen und ausgeprägtes Verlangen nach frischer Luft. Letzteres zeigt sich auch darin, dass sich Beschwerden durch Frischluft bessern, während sie der Aufenthalt in geschlossenen, warmen Räumen verschlimmert. Die Stimmung schwankt ständig zwischen »himmelhoch jauchzend« und »zu Tode betrübt«.

Die Beschwerden verschlimmern sich in geschlossenen, warmen Räumen und gegen Abend. Frische, kühle Luft verschafft hingegen Linderung.

Körperliche Anzeichen

Auffällig sind viele Muttermale und Pigmentflecken sowie die Neigung zu Akne und Ekzemen. Die Haut schuppt sich stark, weshalb Schuppenflechte bei diesem Typ häufig auftritt. Ebenfalls typisch ist das ausgeprägte Kältegefühl. Trotz seines Bedürfnisses nach frischer Luft ist der Betroffene sehr kälteempfindlich und friert leicht.

Psychische Merkmale

Übermäßig eifrig erledigt dieser Typ die an ihn gestellten Aufgaben. Das Bestreben, allen Erwartungen gerecht zu werden, macht ihn aber häufig auch reizbar und sogar niedergeschlagen. Er ermattet rasch und neigt zu melancholischen Stimmungen.

Behandlung für den Kalium-sulfuricum-Typ

Nehmen Sie acht Wochen lang dreimal täglich eine Tablette Kaliumsulfat D6. Kinder und Jugendliche bekommen über denselben Zeitraum zweimal täglich eine Tablette in der Potenz D6 verabreicht.

Typisch Magnesium phosphoricum

Häufige Krämpfe und Muskelverspannungen sind die Probleme, mit denen dieser Typ hauptsächlich zu kämpfen hat. Ebenfalls charakteristisch sind Verdauungsstörungen, die vor allem bei Stress auftreten.

Wärme und Druck auf die schmerzenden Bereiche bessern die Beschwerden, Kälte verschlimmert sie.

Körperliche Anzeichen

Blähungen, Aufstoßen und Völlegefühl nach dem Essen sind diesem Salz-Typ nur allzu gut vertraut, ebenso wie ein kaum zu überwindendes Verlangen nach Schokolade. Die süße Lust – übrigens nur nach Erzeugnissen aus Kakao – ist ein deutlicher Hinweis auf dieses Salz.

Auch die Art und Weise, in der sich Schmerzen äußern, ist typisch. Sie schießen blitzartig ein und sind bohrend, wie bei quälenden Koliken.

Psychische Merkmale

Magnesium wird auch als Stress-Salz bezeichnet. Dieser Typ zeichnet sich nicht von ungefähr durch eine auffallend geringe Resistenz gegen Stress aus. Entsprechend häufig hat er es mit Schlafstörungen zu tun und gerät auch nur allzu leicht in Hektik. Dabei reagiert er mitunter auch aggressiv seiner Umwelt gegenüber. Eine aufbrausende Art und nervöse Unruhe sind typische Charakteristika für diesen Salz-Typ, ebenso wie seine Angst, sich zu blamieren.

Magnesium phosphoricum wirkt nicht nur entspannend, sondern kann auf Dauer auch den Cholesterinspiegel senken.

Behandlung für den Magnesium-phosphoricum-Typ

Erwachsene nehmen über vier Wochen hinweg die »heiße Sieben« ein – zehn Tabletten Magnesiumphosphat D6 in heißem Wasser aufgelöst. Kinder und Jugendliche sollten die »heiße Sieben« mit fünf Tabletten in der Potenz D6 über den genannten Zeitraum täglich einnehmen.

Typisch Natrium chloratum

Haben Sie oft kalte Hände und Füße? Gut möglich, dass Sie zu diesem Salz-Typ gehören, auch wenn Ihnen schnell etwas »auf den Magen schlägt«.

Körperliche Anzeichen

Menschen dieses Typs haben oft einen sensiblen Magen, der zu hastiges wie zu üppiges Essen, aber auch seelische Anspannung außerordentlich schlecht verträgt. Entsprechend häufig sind Magenschleimhautentzündungen und Magengeschwüre. Weitere Schwachpunkte sind trockene Haut und Störungen im Flüssigkeitshaushalt. Vielfach ist der Speichel- und Tränenfluss aus der Balance – ist entweder zu stark oder zu schwach. Ein charakteristisches Merkmal ist das Bedürfnis nach Salz und gesalzenen Speisen und ein salziger Geschmack auf der Zunge, selbst wenn Sie kein Salz zu sich genommen haben. Ebenfalls auffällig ist bei Erkältungen ein starker Fließschnupfen mit wässrigem, klarem Sekret und entsprechend hohem Verbrauch an Taschentüchern.

Psychische Merkmale

Dieser Typ sieht die Dinge oft viel schlimmer, als sie sind, und kann auch sehr reizbar sein. Andererseits zieht er sich rasch zurück in ein emotionales Schneckenhaus, ist leicht beleidigt und zum Weinen aufgelegt.

Morgens und in den Vormittagsstunden verschlimmern sich die Beschwerden, ebenso wie bei feuchtkaltem Wetter und bei übermäßiger geistiger Anstrengung. Trockene, warme oder frische Luft bewirkt dagegen eine Linderung.

Behandlung für den Natrium-chloratum-Typ

Nehmen Sie dreimal täglich zwei Tabletten Natriumchlorat D6, über vier bis sechs Wochen hinweg – abhängig davon, wie ausgeprägt die Störung bereits ist und wie lange es demzufolge dauern wird, bis sich die Beschwerden bessern. Jüngere Kinder und Jugendliche sollten über den genannten Zeitraum zwei bis drei Tabletten täglich in der Potenz D6 einnehmen.

Typisch Natrium phosphoricum

Übersäuerung, also ein unausgewogener Säure-Basen-Haushalt, und daraus folgende Beschwerden sind die augenfälligsten Schwächen dieses Typs: Sodbrennen oder

Magenschleimhautentzündung sind entsprechend häufig vertreten. Reizbar und aufbrausend ist auch das Temperament, obwohl dieser Salz-Typ immer Gesellschaft benötigt, um sich wohlzufühlen.

Körperliche Anzeichen

Die charakteristischen Störungen im Stoffwechsel betreffen auch die Fettverdauung, weswegen dieser Typ zu Gallensteinen neigt. Der gestörte Fettstoffwechsel hinterlässt seine Spuren auch an Haut und Haaren: Sie sind entweder zu trocken oder sehr fett.

Weitere Merkmale sind häufige Entzündungen der Blase sowie ein starkes Verlangen nach süßen Speisen. Diese sind aber gerade diesem Typ alles andere als zuträglich, da sie seinen Säure-Basen-Haushalt noch weiter aus dem Gleichgewicht bringen, was zu Verdauungsproblemen und auf lange Sicht zu Gelenkbeschwerden führen kann.

Körperliche Überlastung, feuchtkaltes Wetter und fette, süße sowie übersäuernde Speisen verschlimmern die Beschwerden. Basische Nahrungsmittel und Ruhe bewirken eine Besserung.

Psychische Merkmale

Dieser Typ ist ausgesprochen reizbar – schon beim geringsten Anlass. Zu der aufbrausenden Art – die sich oft gegen den Betreffenden selbst richtet – kommt häufig ein überzogener und sinnlos hoher Energieaufwand, mit dem Dinge erledigt werden.

Auf den ersten Blick gar nicht passend sind dagegen Niedergeschlagenheit und Ängstlichkeit – vor allem fürchtet sich dieser Salz-Typ vor dem Alleinsein. Wer sich schnell einsam fühlt und ständig jemanden um sich haben muss, gehört häufig zu diesem Typ.

Behandlung für den Natrium-phosphoricum-Typ

Erwachsene nehmen drei Monate lang über den Tag verteilt sechs Tabletten Natriumphosphat D6. Kinder und Jugendliche nehmen zwei bis vier Tabletten. Bei einer Besserung sollte das Salz wieder abgesetzt werden.

Typisch Natrium sulfuricum

Wenn Natrium sulfuricum im Körper fehlt, hat man Probleme mit allem, was die Ausscheidung betrifft. Das betrifft nicht nur die körperliche Ebene, sondern auch die mentale. Menschen dieses Typs sind es gewöhnt, Dinge in sich hineinzufressen, sodass langsam eine negative Grundstimmung im Inneren wächst. In der Regel handelt es sich bei ihnen um ernste und nüchterne Menschen.

Verschlimmerungen der Beschwerden treten am Morgen sowie bei feuchtem, drückendem Wetter auf. Trockenheit und Wärme bewirken eine Besserung.

Körperliche Anzeichen

Häufige Verstopfung, aber auch Durchfall sowie Blähungen und Nierenbeschwerden sind typische Beschwerden, die zeigen, dass die Müllabfuhr im Körper nicht reibungslos ablaufen kann. Geschwollene Beine und Füße zeigen Wassereinlagerung an, und auch geschwollene Tränensäcke sind charakteristische Merkmale für den gestörten Abtransport von Schlackenstoffen und Körpersäften. Ein weiteres Indiz für diesen Salz-Typ ist, dass sich seine Beschwerden durch nasskalte Witterung verschlechtern.

Schmerzende Gelenke während der Wintermonate und akute Beschwerden bei Wetterwechsel sind deshalb aussagekräftige Hinweise.

Psychische Merkmale

Unter diesen Salz-Typen finden sich viele Menschen, die von negativen Gedanken besetzt sind. Das muss nicht immer so gewesen sein, aber mit fortschreitendem Alter wird eine pessimistische Einstellung zum Alltag und eine demzufolge depressive Stimmungslage häufig. Meist bemerken die Betroffenen diese Veränderung ihres Verhaltens nicht. Sie halten sich für witzig und charmant und spüren nicht, dass sich immer mehr Zynismus in ihre Äußerungen mischt, der andere verletzt und befremdet.

Behandlung für den Natrium-sulfuricum-Typ

Erwachsene und Jugendliche nehmen dreimal täglich zwei Tabletten Natriumsulfat D6 über sechs bis acht Wochen hin. Kinder bis etwa zwölf Jahren bekommen dreimal täglich eine Tablette in der Potenz D6.

Typisch Silicea

Wie kaum ein zweites Salz führt der Mangel an Kieselsäure (Silicea) zu einer Reihe von äußeren Anzeichen, an denen sich der Silicea-Typ schnell und einwandfrei erkennen lässt. Faltige, frühzeitig gealterte Haut, brüchige Fingernägel, Haarausfall und häufige Hautentzündungen sind nur einige der typischen Symptome.

Körperliche Anzeichen

Wer an Silicea-Mangel leidet, braucht nur gegen eine Tisch- oder Stuhlkante zu stoßen, und schon zeigt sich ein großer, oft sogar blutunterlaufener Fleck. Auch Dehnungsstreifen in der Haut sind typisch und zeigen sich vor allem an den Oberschenkeln, am Bauch und am Dekolleté. Dieses Nachgeben ist die Folge des konstitutionsbedingt schwachen Bindegewebes.

Ebenso eindeutig sind drei weitere Anzeichen – die schlechte Wundheilung und in diesem Rahmen eine erhöhte Verletzungsgefahr, das abwehrschwache Immunsystem und eine Neigung zu Gelenkbeschwerden. Silicea-Menschen sind häufig mager, neigen leicht zu Geschwüren, Fibromen oder Zysten und sind kälteempfindlich.

Psychische Merkmale

Durch Kälte, gegen Abend sowie nachts und bei Bewegung verschlimmern sich die Beschwerden. Verstärkend wirken auch der Genuss von Wein und – bei Frauen – die Menstruation. Wärme bewirkt eine Besserung.

Menschen, zu denen dieses Salz gut passt, sind nach außen hin nachgiebig, können aber innerlich fest auf ihrer Meinung beharren: Silicea-Typen sind ausgesprochen harmoniebedürftig. Konflikte und auch nur geringen Widerstand seitens ihrer Umwelt ertragen sie nur schwer. Denn sie fühlen sich rasch angegriffen und reagieren leicht beleidigt und gereizt statt sachlich oder souverän. Hinter dieser auffallend großen Empfindlichkeit steckt ein schlecht ausgeprägtes Selbstwertgefühl und mangelndes Vertrauen in die eigenen Fähigkeiten.

Behandlung für den Silicea-Typ

Erwachsene nehmen über drei Monate hinweg dreimal täglich eine Tablette Kieselsäure. Jugendliche sollten täglich zwei, Kinder täglich eine Tablette einnehmen. Alle Altersgruppen steigern im Laufe der Behandlung die Potenzen: im ersten Monat D3, dann D6 und schließlich D12.

Typisch Calcium sulfuricum

Ein Mangel an Kalziumsulfat ist im Gegensatz zu einem Mangel an Silicea nur an wenigen äußeren Signalen zu erkennen. Neben der Alabasterhaut (→ Seite 80) gibt es so gut wie keine sichtbaren Merkmale. Umso deutlicher macht sich der Mangel in körperinneren Prozessen und Beschwerden bemerkbar. Generell ist Calcium sulfuricum das Salz der Gelenke und beeinflusst die Neubildung von Binde- und Stützgewebe.

Körperliche Anzeichen

Beobachten Sie sich, wenn Sie krank sind, und überlegen Sie, ob es nicht für Sie typisch ist, dass Entzündungen länger dauern als bei anderen? Wenn sich bei Ihnen ein Schnupfen immer wieder zur Nasennebenhöhlenentzündung entwickelt, eine Halsentzündung zur eitrigen Angina, ein Husten zur Bronchitis oder wenn Sie zu Mittelohr-, Gelenk- und Blasenentzündungen neigen, sind dies klassische Anzeichen für einen Mangel an Calcium sulfuricum. Doch nicht nur chronische Verläufe von Beschwerden sind ein typisches Calcium-sulfuricum-Anzeichen. Auch bei einem als träge empfundenen Stoffwechsel sowie körperlichen wie seelischen Blockaden kann das Salz Nr. 12 hilfreich sein. Allgemein scheint Calcium sulfuricum für Probleme mit der Ausleitung und Entgiftung im körperlichen (z.B. Brustdrüsenentzündung oder geschwollene Lymphknoten) wir auch im übertragenen geistigen Sinn (z.B. mangelnde Kreativität und Vitalität) zu stehen. Diese

Wärme, Ruhe und Entspannung bessern die Beschwerden. Nasse Kälte, Witterungsumschwünge und übersäuernde Nahrungsmittel verschlechtern sie dagegen.

Komplikationen sprechen generell schlecht auf die Behandlung an und neigen zu einem chronischen Verlauf. Nicht umsonst gelten Calcium-sulfuricum-Typen als starke Persönlichkeiten, die sehr bestimmend und gelegentlich streitsüchtig auftreten können. Hinzu kommt eine starke Eifersucht, die ebenfalls als charakteristisch für diesen Menschen gilt. Das negative Verhalten kann sich steigern bis hin zum Hass auf Personen, die nicht einer Meinung mit ihm sind, und enden in Jammern und Lamentieren, weil er sich nicht ausreichend von anderen geschätzt fühlt. Wie so oft liegt diesen Zuständen ein tiefer Mangel an Selbstwertgefühl zugrunde, den eine konstitutionelle Behandlung ausgleichen helfen kann.

Psychische Merkmale

Obwohl Sie bei einer Erkrankung nur lange Ruhe kuriert, wissen Sie, dass Alleinsein und Einsamkeit Ihre Beschwerden verschlimmern. Gute, verständnisvolle Pflege durch einen geliebten Menschen dagegen bringen Sie relativ rasch wieder auf die Beine und zurück in den Trubel und zu den Pflichten des Alltags. Umso schlimmer ist es daher, dass Menschen dieses Salz-Typs so häufig Probleme haben, sich ihrer Umwelt zu öffnen und Kontakte zu knüpfen. Diese selbst verursachte Isolation verstärkt die Neigung zu extremem Verhalten.

Behandlung für den Calcium-sulfuricum-Typ

Erwachsene und Jugendliche nehmen drei Monate lang viermal täglich zwei Tabletten Kalziumsulfat D6. Kinder bis zu zwölf Jahren sollten dreimal täglich eine Tablette in der Potenz D6 bekommen.

Schüßler'sche Hausapotheke

Sie wissen nun, wie Sie zu dem für Ihre persönliche Konstitution am besten geeigneten Schüßler-Salz finden und welche Salze Ihnen bei Ihren Schwachstellen helfen.

In diesem Zusammenhang können Schüßler-Salze auch eine wirksame Medizin bei einer ganzen Reihe von akuten wie chronisch auftretenden, alltäglichen Beschwerden sein. Die folgenden Seiten nehmen Sie deshalb mit auf einen kleinen Rundgang durch die Hausapotheke der Schüßler-Mineralsalze – damit Sie und Ihre Familie im Fall der Fälle gut gewappnet sind.

Salzige Medizin

Schüßler-Salze dienen zum einen der umfassenden Gesundheitsvorsorge, indem sie den Körper in seinen zahlreichen Funktionen unterstützen und individuelle Probleme beseitigen helfen. Zum anderen können sie Ihnen auch als Arznei erfolgreich zur Seite stehen.

Bei den Schüßler-Salz-Therapeuten gibt es zwei Lager: die Vertreter der Reiz- und die der Substitutionstherapie.

Bei welchen einfachen Alltagsbeschwerden Sie welche Salze anwenden sollten, lesen Sie nun. Dabei finden Sie jeweils auch einige Informationen zu den Symptomen und Ursachen. Ebenso ist immer angegeben, wo die Selbstbehandlung ihre Grenzen hat und wann Sie einen Arzt zurate ziehen sollten. Dies dient Ihrer eigenen Sicherheit.

Zur Anwendung

Die bei den jeweiligen Beschwerden empfohlenen Salze werden stets wie folgt eingenommen:

→ Wählen Sie eines bis drei der zu Ihnen passenden Salze aus. Mehr als maximal drei Salze sollten Sie jedoch nicht zur gleichen Zeit einnehmen.

→ Von den ausgewählten Salzen nehmen Sie drei- bis sechsmal täglich eine bis drei Tabletten ein.

→ Bei akuten Beschwerden können Sie die Salze vorübergehend auch in Hochdosierung einnehmen. Das bedeutet, alle fünf bis zehn Minuten eine Tablette. Sobald sich die Beschwerden gebessert haben, stellen Sie wieder auf die normale Einnahme um.

→ Nehmen Sie die Tabletten jeweils einzeln ein und lassen Sie sie langsam im Mund zergehen.

SO VIEL ARZT MUSS SEIN ...

Die nachfolgenden Anwendungen können und dürfen eine unter Umständen erforderliche Behandlung durch den Arzt nicht ersetzen. Falls Sie wegen einer bestimmten Beschwerde bereits seit einiger Zeit in Behandlung sind, sollten Sie Ihren Arzt oder Heilpraktiker über Ihr Vorhaben informieren, Schüßler-Salze begleitend zur bisher empfohlenen Therapie anzuwenden. Naturheilkundlich arbeitende Ärzte haben damit in der Regel keine Probleme.

Wenn sich Ihre Beschwerden nicht bessern oder sich sogar noch verschlimmern, holen Sie bitte umgehend ärztlichen Rat ein. Dies gilt auch dann, wenn Sie sich bei der Diagnose unsicher sind oder sich die Beschwerden nach der Behandlung wieder einstellen.

Abwehrschwäche

Lässt die körpereigene Abwehr vorübergehend an Schlagkraft zu wünschen übrig, ist das noch kein ernstes Problem. Wenn Sie jedoch häufiger Erkältungen und Infektionen erliegen, sich oft müde und ohne Antrieb fühlen, ist es an der Zeit, das angeschlagene Immunsystem zu stärken. Was das Immunsystem auf die Probe stellt, sind nicht nur Bakterien und andere Krankheitserreger. Auch Bewegungsmangel und einseitige Ernährung fordern es heraus. Ebenso kann ständiger psychischer Stress die Immunzellen in die Knie zwingen. Nicht zu vergessen sind ungesunde oder schädliche Gewohnheiten wie übermäßiger Alkoholgenuss oder Nikotin.

Ihre Salze

Zur innerlichen Behandlung einer Abwehrschwäche empfehlen sich:

Nr. 1   Calcium fluoratum
Nr. 2   Calcium phosphoricum
Nr. 3   Ferrum phosphoricum
Nr. 5   Kalium phosphoricum
Nr. 6   Kalium sulfuricum
Nr. 11   Silicea
Nr. 15   Kalium jodatum
Nr. 21   Zincum chloratum

Zum Arzt, wenn

→ Infekte gehäuft auftreten (mehr als sechsmal im Jahr) oder länger anhalten als eine Woche;
→ die Wundheilung verzögert ist;
→ Sie sich ständig müde und erschöpft fühlen.

Akne

Vermehrter Talgfluss, Verhornung der Ausführgänge der Talgdrüsen, Bakterien und Entzündungen – die vier Übel, auf die sich die verschiedenen Akneformen zurückführen lassen. Leider sind sie deutlich erkennbar an Pickeln, Pusteln und in schweren Fällen auch Knoten, die oft unschöne Narben hinterlassen. Akne ist überwiegend hormonell bedingt: Was die Talgproduktion erhöht, sind die männlichen Geschlechtshormone, vor allem Testosteron. Aus diesem Grund ist die gewöhnliche Akne (Akne vulgaris) auch meist ein Pubertätsproblem, das mit den hormonellen Umstellungen des Körpers beim Heranwachsen einhergeht. Vor allem junge Männer leiden unter diesem Problem. Akne kann aufgrund der Hormonumstellung allerdings auch während einer Schwangerschaft auftreten und danach abklingen.

Ihre Salze
Zur innerlichen Behandlung von Akne empfehlen sich:

Nr. 1   Calcium fluoratum
Nr. 3   Ferrum phosphoricum
Nr. 4   Kalium chloratum
Nr. 9   Natrium phosphoricum
Nr. 10   Natrium sulfuricum
Nr. 11   Silicea
Nr. 12   Calcium sulfuricum

Zum Arzt, wenn
→ sich eitrige, schmerzende Pusteln und Abszesse bilden;
→ die Akne stark und flächendeckend verbreitet ist und große Narben hinterlässt.

Allergien

Der Begriff Allergie bedeutet übersetzt »andere Reaktion«. Damit ist das Wesen einer allergischen Reaktion bereits ausgedrückt: anders als sonst und als gesund ist. Denn normalerweise kann unser Immunsystem zwischen harmlosen und schädlichen Stoffen unterscheiden. Bei Allergikern ist diese Fähigkeit außer Kontrolle geraten: Ihr Immunsystem stuft auch harmlose Substanzen als gefährlich ein und bekämpft sie mit sogenannten Überempfindlichkeitsreaktionen. Die Neigung, im Laufe seines Lebens eine Allergie zu entwickeln, ist vermutlich angeboren und kann vererbt werden. Daneben können auch Umweltfaktoren wie Pestizide und Luftverschmutzung Allergien fördern.

Ihre Salze

Zur innerlichen Behandlung von Allergien empfehlen sich folgende Schüßler-Salze:

Nr. 2   Calcium phosphoricum
Nr. 8   Natrium chloratum
Nr. 9   Natrium phosphoricum
Nr. 17   Manganum sulfuricum
Nr. 22   Calcium carbonicum
Nr. 24   Arsenum jodatum

Zum Arzt, wenn

→ Atemprobleme auftreten;
→ sich die Symptome trotz Behandlung nicht innerhalb von zwei bis drei Tagen bessern oder heftiger werden;
→ eine Allergie erstmalig auftritt. Dann sollte ein Allergie-Test durchgeführt werden.

Appetitlosigkeit

Lustlos wird im Essen herumgestochert – vor allem bei Kindern ein häufiges Phänomen. Körperliche Ursachen können fieberhafte Erkrankungen, selten auch eine ungenügende Magensaftproduktion sein. In vielen Fällen liegen Appetitstörungen auch psychische Probleme zugrunde: übermäßige nervliche Anspannung, Stress und Kummer. Aber auch unregelmäßige Ernährung sowie, besonders bei Kindern, häufiges und unbeaufsichtigtes Naschen können die Auslöser für den fehlenden Hunger« sein.

Ihre Salze
Zur innerlichen Behandlung von Appetitlosigkeit empfehlen sich:
Nr. 8   Natrium chloratum
Nr. 15   Kalium jodatum
Nr. 22   Calcium carbonicum

Zum Arzt, wenn
→ die Appetitlosigkeit oder auch Abneigung gegen bestimmte Speisen plötzlich einsetzt;
→ mit der Appetitlosigkeit ein starker Gewichtsverlust einhergeht.

Arthritis

Dabei handelt es sich um eine entzündliche Erkrankung eines oder mehrerer Gelenke, die zu den Erkrankungen des rheumatischen Formenkreises gehört – Arthritis wird daher auch »entzündliches Rheuma« genannt. Typisch sind morgendliche Steifheit der Gelenke und Muskeln, länger anhaltende Schwellungen und Rötungen der Gelenke, Schmerzen und rheumatoide Knoten. Als Ursache wird eine Störung des Immunsystems, eine Autoimmunkrankheit, angesehen. Durch noch unbekannte Auslöser bildet der Organismus Antikörper, die zu Entzündung und langsamem Abbau der Gelenke führen.

Ihre Salze
Zur innerlichen Behandlung einer Arthritis empfiehlt sich: Nr. 13 Kalium arsenicosum

Zum Arzt, wenn
→ sich die Beschwerden verschlimmern; bei Fieber;
→ die Gelenke sichtbar stark anschwellen;
→ die Beschwerden länger anhalten als zwei Wochen;
→ generell sollte die Schüßler-Salze-Therapie nur begleitend durchgeführt werden.

Blähungen
Meist stecken harmlose Ursachen hinter den Beschwerden: zu reichhaltiges, zu fettes oder zu süßes Essen, blähende Lebensmittel oder kohlensäurehaltige Getränke. Auch hastiges Essen kann Blähungen verursachen. In einigen Fällen ist auch verschluckte Luft die Ursache.

Ihre Salze
Zur innerlichen Behandlung von Blähungen empfehlen sich folgende Schüßler-Salze:
Nr. 3   Ferrum phosphoricum
Nr. 6   Kalium sulfuricum
Nr. 7   Magnesium phosphoricum
Nr. 9   Natrium phosphoricum

Nr. 16 Lithium chloratum
Nr. 19 Cuprum arsenicosum
Nr. 20 Kalium aluminium sulfuricum

Zum Arzt, wenn
→ die Beschwerden sehr stark sind;
→ nach einigen Tagen nicht verschwunden sind.

Blasenentzündung

Der zunehmende Harndrang, bei dem meist nur wenig Urin unter immer stärkeren Schmerzen austritt, ist das erste Anzeichen für eine akute Blasenentzündung. Typisch sind auch krampfartige Schmerzen nach dem Wasserlassen. Eine Blasenentzündung wird meist durch Bakterien aus dem Darm oder der Scheide verursacht. Da die Harnröhre bei Frauen mit vier Zentimetern vergleichsweise kurz ist, wird die Ausbreitung der Bakterien in der Schleimhaut der Harnblase begünstigt – deshalb sind sie auch wesentlich häufiger von Blasenentzündungen betroffen als Männer. Vielen Frauen ist eine Blasenentzündung auch als unliebsame Folgeerscheinung von Sex bekannt: Die Bakterien steigen aus dem unteren Teil der Harnröhre in die Blase auf. Generell liegt einer Blasenentzündung auch eine Immunschwäche zugrunde.

Ihre Salze
Zur innerlichen Behandlung einer Blasenentzündung empfehlen sich:
Nr. 3 Ferrum phosphoricum
Nr. 4 Kalium chloratum
Nr. 9 Natrium phosphoricum

Nr. 12   Calcium sulfuricum
Nr. 16   Lithium chloratum
Nr. 21   Zincum chloratum

Zum Arzt, wenn
→ sich die Beschwerden trotz Behandlung nicht binnen
   zweier Tage deutlich gebessert haben;
→ sich Rückenschmerzen und gar Fieber einstellen;
→ Blut im Urin ist;
→ Verdacht auf eine Prostataerkrankung besteht.

Depressive Verstimmung

Phasen, in denen man schlechter Stimmung ist, kennt
jeder. Sie sind meist vorübergehender Natur. Von Verstimmungen abzugrenzen sind Depressionen. Dabei handelt
es sich um Stoffwechselstörungen im Gehirn, bei denen
das Gleichgewicht der Neurotransmitter beeinträchtigt ist.
Depressive Verstimmungen und mehr noch Depressionen
sind alles andere als banale Befindlichkeitsschwankungen,
sondern schwerwiegende körperliche Erkrankungen.

Die empfohlenen Salze sind deshalb nur zur Unterstützung einer fachärztlichen Behandlung gedacht.

Ihre Salze
Zur innerlichen Behandlung einer depressiven Verstim-
mung empfehlen sich:
Nr. 5   Kalium phosphoricum
Nr. 6   Kalium sulfuricum
Nr. 7   Magnesium phosphoricum
Nr. 8   Natrium chloratum
Nr. 11   Silicea

HÄUFIGE SYMPTOME EINER DEPRESSIVEN VERSTIMMUNG

Psychisch:
→ Selbstwertzweifel und Minderwertigkeitsgefühle
→ Versagens- und Zukunftsängste
→ Appetitstörungen
→ Konzentrationsschwierigkeiten
→ Interesse- und Freudlosigkeit
→ Antriebslosigkeit
→ Kontaktarmut
→ Reizbarkeit
→ Suizidgedanken
Körperlich:
→ Schlafstörungen
→ Herzbeschwerden
→ Rückenschmerzen
→ Kopfschmerzen
→ Libidoverlust
→ Verdauungs- und Kreislaufstörungen

Durchfall

Durchfall ist eine normale Abwehrreaktion des Körpers: Durch die gesteigerte Darmtätigkeit versucht der Körper, krankmachende Keime oder mit der Nahrung verzehrte Substanzen schnell wieder loszuwerden.

Akuter Durchfall, nach dem Genuss von unverträglichem Essen, Stress oder großer Aufregung, zeigt sich durch wässrige oder schleimige Stuhlentleerungen mehrmals täglich. Chronischer Durchfall, ausgelöst durch Dünn- oder Dickdarmentzündung und Nahrungsmittelunverträglichkeiten, geht mit wässrigen Stuhlentleerungen über einen längeren Zeitraum einher. Sind sie infektiös durch Krankheitserreger bedingt, bestehen meist Darmkrämpfe bei zusätzlichem Erbrechen und Fieber. Fiebrige Durchfallerkrankungen (»Sommergrippe«) können mit starken Bauchschmerzen einhergehen.

Ihre Salze
Zur innerlichen Behandlung von Durchfall empfehlen sich folgende Schüßler-Salze:

Nr. 3   Ferrum phosphoricum
Nr. 5   Kalium phosphoricum
Nr. 8   Natrium chloratum
Nr. 10   Natrium sulfuricum
Nr. 13   Kalium arsenicosum
Nr. 14   Kalium bromatum
Nr. 19   Cuprum arsenicosum
Nr. 23   Natrium bicarbonicum
Nr. 24   Arsenum jodatum

Zum Arzt, wenn
→ sich der Stuhlgang nach drei Tagen nicht normalisiert;
→ Beimengungen von Blut oder Schleim im Stuhl sind;
→ sich Fieber über 39 °C einstellt;
→ Erbrechen und Bauchschmerzen dazukommen;
→ ein schweres Krankheitsgefühl oder geistige Verwirrtheitszustände bestehen.

Ekzem (entzündlicher Hautauschlag)
Wenn die Haut zu stark austrocknet oder der Säureschutzmantel beschädigt wird, kann sich entzündlicher

Ausschlag entwickeln: Sofern lokal begrenzt, wird es atopisches Ekzem genannt und ist meist mit starkem Juckreiz verbunden. Tritt der Ausschlag plötzlich am ganzen Körper auf, spricht man von einem Exanthem.

Durch die Entzündung rötet sich die Haut und schwillt an, verdickt sich und schuppt. An der Hautoberfläche bilden sich kleine Bläschen, die schnell aufplatzen und offene, nässende Areale hinterlassen. Ursache der entzündlichen Reaktion können Chemikalien oder allergieauslösende Substanzen wie Nickel, Kosmetika, Lebensmittel sein. In vielen Fällen bleiben die eigentlichen Auslöser jedoch verborgen.

Ihre Salze
Zur innerlichen Behandlung eines Ekzems empfehlen sich:

Nr. 2   Calcium phosphoricum
Nr. 6   Kalium sulfuricum
Nr. 12   Calcium sulfuricum
Nr. 16   Lithium chloratum
Nr. 17   Manganum sulfuricum
Nr. 20   Kalium aluminium sulfuricum
Nr. 24   Arsenum jodatum

Zum Arzt, wenn
→ das Ekzem eitert, mithin von Bakterien besiedelt ist;
→ das Ekzem große Hautflächen umfasst oder im Gesicht liegt (dabei kann es sich um die klassischen Kinderkrankheiten Windpocken, Röteln oder Masern handeln);
→ die Beschwerden nicht in einer Woche abgeklungen sind oder sich noch verstärken.

Erbrechen

Erbrechen ist eine, wenn auch unangenehme, wichtige Selbsthilfemaßnahme unseres Körpers. Ursachen von Erbrechen können zu viel oder zu fettes Essen, Alkoholkonsum oder Übelkeit in der Schwangerschaft sein. Auch Reiseübelkeit oder nervöse Anspannung können sich in Erbrechen äußern. Allerdings können auch ernsthaftere Erkrankungen, etwa des Magens und Gehirns, oder eine Vergiftung zu Erbrechen führen.

Ihre Salze
Zur innerlichen Behandlung von Erbrechen empfehlen sich folgende Schüßler-Salze:

Nr. 3   Ferrum phosphoricum
Nr. 5   Kalium phosphoricum
Nr. 8   Natrium chloratum
Nr. 10 Natrium sulfuricum
Nr. 14 Kalium bromatum

Zum Arzt, wenn
→ die Übelkeit über zwei bis drei Tage immer wiederkehrt und trotz Erbrechen nicht besser wird;
→ trotz Schonkost, ausreichender Flüssigkeitszufuhr und Behandlung keine Besserung eintritt.

Erkältungen

Erkältungen – auch grippale Infekte genannt – werden primär durch Viren ausgelöst. Diese sind weit verbreitet und in der Lage, ihre Eigenschaften relativ rasch zu verändern. Deshalb gibt es außer Impfungen bisher kein Medikament gegen diese Viren. Eine Behandlung beschränkt sich darauf, die Beschwerden zu lindern. In den meisten Fällen beginnt die Erkältung mit einem Schnupfen, seltener leichtem Fieber. Später können Halsschmerzen, Husten, Kopf- und Gliederschmerzen dazukommen.

Ihre Salze
Zur innerlichen Behandlung einer Erkältung empfehlen sich folgende Schüßler-Salze:
Nr. 3   Ferrum phosphoricum
Nr. 5   Kalium phosphoricum
Nr. 10   Natrium sulfuricum
Nr. 17   Manganum sulfuricum
Nr. 22   Calcium carbonicum
Nr. 23   Natrium bicarbonicum

Zum Arzt, wenn
→ die Erkrankung über eine Woche andauert;
→ Fieber über 39 °C besteht;
→ starke Schmerzen im Brust-, Augen- oder Stirnbereich, im Hals oder in den Ohren auftreten;
→ Atemnot auftritt.

NICHT VERWECHSELN

Von grippalen Infekten zu unterscheiden ist die »echte« Grippe, ebenfalls durch Viren ausgelöst – den Influenza-Viren. Die Symptome sind ähnlich wie bei Erkältungskrankheiten, jedoch sehr viel stärker. Dazu besteht ein erhebliches Krankheitsgefühl, meist auch hohes Fieber. Eine echte Grippe ist deshalb auch nicht zur Selbstbehandlung geeignet und gehört in die Hand des Arztes.

Fieber

Ein Selbstregulativ des Körpers, mit dem er durch eine Erhöhung der Temperatur die Lebensbedingungen für eingedrungene Krankheitserreger verschlechtern will, ist das Fieber. Darüber hinaus stimuliert eine höhere Körpertemperatur die Abwehrkräfte, sodass der Körper mit einer Krankheit schneller fertig werden kann. Fieber ist also eine wichtige und sinnvolle Maßnahme des Körpers, die zunächst nicht unterdrückt werden sollte. Zeigt das Thermometer allerdings mehr als 38,5 °C an, können Sie die Temperatur durch Fiebermittel oder natürliche Maßnahmen wie Wadenwickel senken.

Ihre Salze
Zur innerlichen Behandlung von Fieber empfehlen sich:
Nr. 3   Ferrum phosphoricum
Nr. 5   Kalium phosphoricum
Nr. 24 Arsenum jodatum

Zum Arzt, wenn
→ das Fieber über drei Tage anhält;
→ das Fieber nach einigen Tagen in vergleichbarer Höhe wiederkommt.

Fußpilz

Fußpilz gehört zu den häufigsten Infektionen überhaupt. Die sogenannte Mykose tritt meist zwischen den Zehen auf. Die Haut rötet sich, reißt, nässt und juckt. Gelegentlich kommt es auch zu tiefen Einrissen in der Haut, die mit erheblichen Schmerzen verbunden sein können. Um einer oft langwierigen Pilzinfektion zu erliegen, muss die

Haut anfällig sein. Auf feuchter und aufgeweichter Haut, nach Behandlung mit Antibiotika und Kortison sowie bei einem geschwächten Immunsystem haben die Pilze ein leichtes Spiel.

Ihre Salze
Zur innerlichen Behandlung von Fußpilz empfehlen sich folgende Schüßler-Salze:

Nr. 3   Ferrum phosphoricum
Nr. 4   Kalium chloratum
Nr. 5   Kalium phosphoricum
Nr. 21 Zincum chloratum
Nr. 22 Calcium carbonicum

Zum Arzt, wenn
→ die Beschwerden stark sind;
→ die Haut zwischen den Zehen aufgequollen und blau-
   weiß oder blaurot verfärbt ist;
→ sich die Symptome rapide verändern;
→ sich der Fußpilz wiederholt einstellt.

Gerstenkorn
Dieser Entzündung der Talgdrüsen im Bereich der Wimpern liegt meist eine bakterielle Infektion zugrunde und eine allgemeine Abwehrschwäche. Anfänglich noch kaum zu spüren, stellt sich nach einigen Stunden ein stechender Schmerz beim Öffnen und Schließen des Auges ein. Später gesellen sich Rötung und Schwellung hinzu. Im weiteren Verlauf bildet sich ein schmerzhafter Eiterherd in Form eines weißgelben Korns, der manchmal von selbst aufgeht und sich entleert.

Ihre Salze

Zur innerlichen Behandlung eines Gerstenkorns empfehlen sich folgende Schüßler-Salze:

Nr. 1   Calcium fluoratum

Nr. 3   Ferrum phosphoricum

Nr. 9   Natrium phosphoricum

Nr. 11 Silicea

Zum Arzt, wenn

→ sich das Gerstenkorn nicht von selbst öffnet. Dann
  kann sich ein sogenanntes »Hagelkorn«, also eine
  chronische Entzündung der Liddrüsen (Meibom'sche
  Drüsen), bilden, das der Augenarzt behandeln muss.

Halsschmerzen

Der Hals kratzt, die Stimme klingt belegt und heiser. Das
Schlucken fällt schwer und tut weh, weil die Schleimhaut
im Rachen geschwollen und entzündet ist. Dazu gesellen
sich vielfach Kopfschmerzen, Mattigkeit und manches
Mal auch Fieber. Oft geht der Halsentzündung auch ein
Schnupfen voraus. Die meisten Halsentzündungen sind
durch Viren verursacht. Bakterielle Infektionen kommen
vergleichsweise selten vor und sind häufig Ausdruck eines geschwächten Immunsystems.

Ihre Salze

Zur innerlichen Behandlung von Halsschmerzen empfehlen sich folgende Schüßler-Salze:

Nr. 4   Kalium chloratum

Nr. 21 Zincum chloratum

Nr. 22 Calcium carbonicum

Zum Arzt, wenn

→ die Körpertemperatur auf über 38,5 °C ansteigt und das Fieber länger als zwei Tage anhält;

→ ein starkes Krankheitsgefühl einsetzt und die Lymphknoten am Hals sehr anschwellen;

→ die Mandeln eitrige (Stippchen) oder schmierige, gelbliche Beläge bekommen.

Herpes

Lippenherpes (Herpes labialis) wird von Herpes-simplex-Viren Typ I hervorgerufen. Die Viren dringen über kleine Hautverletzungen oder die Schleimhaut ein und lösen eine erste Infektion aus. Danach wandern sie über Nervenbahnen zu nahe gelegenen Nervenknoten. Dort ruhen sie unbemerkt, in Schach gehalten vom körpereigenen Immunsystem. Haben sie sich einmal eingenistet, bleiben sie dort ein Leben lang, sodass die Infektion jederzeit erneut aufflammen kann.

Herpesviren sind sehr ansteckend. Erst wenn der gesamte Herpes mit Schorf bedeckt ist, besteht keine Ansteckungsgefahr mehr.

Ihre Salze

Zur innerlichen Behandlung von Herpes empfehlen sich:

Nr. 4   Kalium chloratum
Nr. 8   Natrium chloratum
Nr. 21   Zincum chloratum

Zur äußerlichen Behandlung empfehlen sich die Salben:

Nr. 4   Kalium chloratum
Nr. 21   Zincum chloratum

Zum Arzt, wenn
→ Herpes zum ersten Mal auftritt;
→ der Herpesbefall sehr ausgedehnt ist und sich nicht nur auf den Mund beschränkt, sondern sich bis zur Nase oder zum Auge hin ausdehnt;
→ starke Krankheitsgefühle und Fieber hinzukommen;
→ Herpes länger als zehn Tage anhält;
→ Herpes genitalis an den Geschlechtsorganen auftritt.

Husten

Am Beginn der Erkrankung steht üblicherweise trockener Husten. Oft geht eine Schnupfenerkrankung damit einher. Da dann die Nasenatmung beeinträchtigt ist, können sich die Viren leichter ausbreiten. Die Schleimhäute sind gereizt, und möglicherweise schon vorhandener Schleim lässt sich noch nicht ablösen.

Ihre Salze
Zur innerlichen Behandlung von Husten empfehlen sich:
Nr. 3   Ferrum phosphoricum
Nr. 4   Kalium chloratum
Nr. 8   Natrium chloratum
Nr. 14   Kalium bromatum
Nr. 22   Calcium carbonicum
Nr. 24   Arsenum jodatum

Zum Arzt, wenn
→ der Husten Auswurf hervorbringt;
→ Fieber über 39 °C oder andere schwerwiegende Symptome sowie Schwäche und Leistungsabfall auftreten;
→ der Husten länger als zwei Wochen anhält.

Insektenstiche

Kurz nach dem ungebetenen Besuch kommt es zu einem stechenden, mehr oder minder starken Schmerz. Später rötet sich die Stichstelle, schwillt an, und es juckt.

Ihre Salze
Zur innerlichen Behandlung eines Insektenstiches empfiehlt sich:
Nr. 8   Natrium chloratum

Zur äußerlichen Behandlung empfehlen sich die Salben:
Nr. 3   Ferrum phosphoricum
Nr. 8   Natrium chloratum

Zum Arzt, wenn
→ sich der Stich entzündet und eitert;
→ eine allergische Reaktion auftritt: die Region um den Stich stark anschwillt, möglicherweise auch Atemnot und Kreislaufprobleme auftreten;
→ der Stich sich im Rachen befindet (vor allem nach Stichen von Bienen, Wespen oder Hornissen). Dann müssen Sie sofort zum Arzt, da es sonst zu einem Kreislaufzusammenbruch kommen kann.

Kopfschmerzen

Zahllose Menschen haben regelmäßig unter den oft quälenden Schmerzen zu leiden. Die Ursachen sind vielfältig und reichen von Stress bis hin zu körperlichen Auslösern. Keinesfalls immer unter dem gleichen: Kopfschmerz ist nicht gleich Kopfschmerz. Heute unterscheidet man 180 verschiedene Kopfschmerzformen.

Ihre Salze

Zur innerlichen Behandlung von Kopfschmerzen empfehlen sich folgende Schüßler-Salze:

Nr. 7 Magnesium phosphoricum
Nr. 8 Natrium chloratum
Nr. 10 Natrium sulfuricum
Nr. 15 Kalium jodatum
Nr. 19 Cuprum arsenicosum
Nr. 20 Kalium aluminium sulfuricum
Nr. 21 Zincum chloratum
Nr. 23 Natrium bicarbonicum

Zur äußerlichen Anwendung empfiehlt sich die Salbe:
Nr. 7 Magnesium phosphoricum

Zum Arzt, wenn

→ zusätzlich Übelkeit, Erbrechen, Fieber, Schwindel,
Seh- und Bewusstseinsstörungen oder Blutdruck-
schwankungen auftreten;
→ plötzliche Augenveränderungen (an den Pupillen oder
an der Farbe) auftreten. Dann müssen Sie schnellst-
möglich zum Arzt, denn dahinter kann sich ein Grüner
Star (Glaukom) verbergen;
→ Gesichtskopfschmerzen bestehen. Dies kann auf Nebenhöhlenentzündungen oder, noch bedenklicher, auf
Trigeminusneuralgien hinweisen.

Mundgeruch

Mundgeruch kann viele Gründe haben: Er kann als lästi-
ger Begleiter beispielsweise einer Mundschleimhautent-
zündung auftreten. Der schlechte Atem kann aber auch
Zeichen dafür sein, dass das Verdauungssystem gestört ist

und die Speisen nicht vollständig verarbeitet werden. Oft liegt dem Übel auch ein defekter Zahn zugrunde.

Hartnäckiger Mundgeruch kann auch Begleiterscheinung ernster Erkrankungen sein – deshalb sollten Sie einen Arzt zurate ziehen, wenn das Übel über längere Zeit partout nicht weichen will.

Ihre Salze
Zur innerlichen Behandlung von Mundgeruch empfehlen sich folgende Schüßler-Salze:
Nr. 2   Calcium phosphoricum
Nr. 5   Kalium phosphoricum

Zum Arzt, wenn
→ Mundgeruch sehr stark ist und über Wochen besteht.

Muskelkater

Die Ursache der schmerzhaften Beschwerden sind kleine Risse im Muskelgewebe, die durch Überbelastung beim Training auftreten. Die Entzündungen, die durch die Risse entstehen, führen durch Eindringen von Gewebswasser zum Anschwellen des Muskels und damit zu dem typischen Dehnungsschmerz. Auch eine Übersäuerung des Gewebes durch ungewohnte Belastung kann die Ursache für die bisweilen sehr unangenehmen Schmerzen sein.

Ihre Salze
Zur innerlichen Behandlung eines Muskelkaters empfehlen sich folgende Schüßler-Salze:
Nr. 3   Ferrum phosphoricum
Nr. 6   Kalium sulfuricum

Zur äußerlichen Behandlung empfehlen sich die Salben:
Nr. 5   Kalium phosphoricum
Nr. 6   Kalium sulfuricum

Zum Arzt, wenn
→ die Beschwerden nach einem Tag nicht verschwunden
  sind. Dann besteht der Verdacht auf Verletzungen wie
  Muskelfaser- oder Sehnenriss.

Nasenbluten
Zu Nasenbluten kann es durch heftiges Naseputzen oder
Niesen, durch eine Verletzung der Nasenschleimhäute
und natürlich auch nach einem Stoß auf die Nase kommen. Andere Ursachen können in Nasenpolypen, Gerin-
nungsstörungen oder organischen Problemen bestehen.

Ihre Salze
Zur innerlichen Behandlung von Nasenbluten empfiehlt
sich:
Nr. 2   Calcium phosphoricum

Zum Arzt, wenn
→ die Blutungen nicht zum Stillstand kommen und länger als fünf Minuten dauern;
→ die Blutungen noch stärker werden.

Nervosität
Immer mehr Menschen leiden unter nervös bedingten
Gesundheitsstörungen, übermäßiger Gereiztheit und
schneller geistiger Erschöpfung. Und bei immer mehr
Personen sind diese Störungen nicht auf konkrete Aus-

löser zurückzuführen: Sie können ganz allgemein nicht mehr abschalten und zur Ruhe kommen.

Ihre Salze
Zur innerlichen Behandlung von Nervosität empfehlen sich folgende Schüßler-Salze:
Nr. 2   Calcium phosphoricum
Nr. 8   Natrium chloratum
Nr. 11   Silicea
Nr. 13   Kalium arsenicosum
Nr. 15   Kalium jodatum

Zum Arzt, wenn
→ die Symptome trotz Behandlung länger als zwei Wochen bestehen bleiben;
→ körperliche Beschwerden wie Kopf- oder Rückenschmerzen oder Funktionsstörungen einzelner Organe wie Verdauungsprobleme auftreten.

Neurodermitis
Neurodermitis ist ein dauerhaftes und juckendes Ekzem. Beschwerdefreie Zeiträume wechseln dabei mit akuten Krankheitsschüben ab. Die Ursachen sind noch immer ungeklärt. Eine erbliche Veranlagung ist häufig vorhanden, aber nicht ausschlaggebend. Bestimmte Faktoren, wie seelische Einflüsse oder Nahrungsmittel, können eine Neurodermitis verstärken, sind aber nicht auslösend.

Ihre Salze
Zur innerlichen Behandlung von Neurodermitis empfehlen sich folgende Schüßler-Salze:

Nr. 4   Kalium chloratum
Nr. 9   Natrium phosphoricum
Nr. 13   Kalium arsenicosum
Nr. 20   Kalium aluminium sulfuricum

Zur äußerlichen Behandlung empfehlen sich die Salben:
Nr. 4   Kalium chloratum
Nr. 6   Kalium sulfuricum
Nr. 9   Natrium phosphoricum
Nr. 13   Kalium arsenicosum
Nr. 20   Kalium aluminium sulfuricum

Zum Arzt, wenn
→ die Beschwerden zum ersten Mal auftreten, um die Diagnose zu sichern;
→ das Ekzem Flüssigkeit absondert;
→ sich Bläschen bilden.

Schlafstörungen

Schlafstörungen können mit einer großen Anzahl von körperlichen Erkrankungen einhergehen, aber auch Symptome psychischer Beschwerden sein: Bei depressiven Verstimmungen sind sie oft das erste und wichtigste Anzeichen. Oft geht das Schlafminus auch auf das Konto unserer Lebensweise: Zu wenig Bewegung im Alltag, zu wenig Entspannung sowie eine unausgewogene Ernährung sind alles ernst zu nehmende Faktoren, die unsere wichtige Regenerationsphase in der Nacht behindern. Dauerhafte Probleme mit der Nachtruhe münden schnell in Erschöpfung, denn der Körper gerät in einen ständigen Stress- und erhöhten Erregungszustand.

Ihre Salze

Zur innerlichen Behandlung von Schlafstörungen empfehlen sich folgende Schüßler-Salze:

Nr. 2   Calcium phosphoricum
Nr. 7   Magnesium phosphoricum
Nr. 14   Kalium bromatum

Zum Arzt, wenn

→ die Schlafstörungen länger als zwei Wochen anhalten;
→ die Schlafstörungen mit anderen Beschwerden, z. B.
   am Herzen oder im Verdauungssystem, einhergehen;
→ Sie nachts aufwachen und Sodbrennen haben oder
   Magensäure aufstoßen. Das kann ein Hinweis auf die
   Reflux-Krankheit sein.

Schluckauf

Harmlos, dennoch unangenehm: Schluckauf ist die Folge
eines Zwerchfellkrampfs. Das Zwerchfell zieht sich dabei
plötzlich krampfartig zusammen und löst damit das
»Hicksen« aus, das durchaus einige Zeit anhalten kann.

Ihre Salze

Zur innerlichen Behandlung von Schluckauf empfehlen
sich folgende Schüßler-Salze:

Nr. 7   Magnesium phosphoricum
Nr. 19   Cuprum arsenicosum
Nr. 21   Zincum chloratum

Zum Arzt, wenn

→ der Schluckauf über mehrere Stunden anhält;
→ ständig wiederkehrt.

Sodbrennen

Bei einem überlasteten Verdauungssystem, durch zu vieles, schnelles oder fettes Essen, kann es passieren, dass Magensäure aus dem Magen in den unteren Teil der Speiseröhre aufsteigt. Das brennende Gefühl, das damit einhergeht, nennt man treffend Sodbrennen.

Ihre Salze

Zur innerlichen Behandlung von Sodbrennen empfehlen sich folgende Schüßler-Salze:

Nr. 8   Natrium chloratum
Nr. 10   Natrium sulfuricum
Nr. 16   Lithium chloratum
Nr. 23   Natrium bicarbonicum

Zum Arzt, wenn

→ plötzlich Schmerzen in der Speiseröhre oder im Magenbereich auftreten;
→ das Schlucken schwerfällt oder schmerzt;
→ Sie Blutspuren im Stuhl entdecken oder der Stuhl schwarz gefärbt ist (Teerstuhl).

Übelkeit

Flaues Gefühl im Magen, kalter Schweiß, Schwindelgefühl und auffallende Blässe – wohl jeder kennt diese typischen Anzeichen von Übelkeit. Hinzu gesellen sich oft auch plötzliche Müdigkeit, Kopfschmerzen und Angstgefühle. Erbrechen verschafft dann häufig Erleichterung, besonders wenn die Übelkeit auf verdorbene oder auch zu üppige Nahrung zurückgeht. Übelkeit kann allerdings auch Vorbote eines Herzinfarkts oder anderer schwerwiegender Erkrankungen sein. Treten gleichzeitig Übelkeit, Schmerzen im Oberkörper und/oder in den Armen auf, müssen Sie auf jeden Fall sofort den Notarzt rufen.

Ihre Salze
Zur innerlichen Behandlung von Übelkeit empfehlen sich folgende Schüßler-Salze:

Nr. 3   Ferrum phosphoricum
Nr. 5   Kalium phosphoricum
Nr. 8   Natrium chloratum
Nr. 10   Natrium sulfuricum
Nr. 14   Kalium bromatum

Zum Arzt, wenn
→ die Übelkeit sich über einen Zeitraum von mehr als zwei bis drei Tagen hinzieht;
→ sich die Übelkeit durch Erbrechen nicht bessert.

Verstopfung

Verstopfung ist definiert als »erschwerter, schmerzhafter, harter oder zu seltener Stuhlgang, zum Teil mit dem Gefühl unvollständiger Entleerung verbunden«.

Wer häufig Probleme mit dem Stuhlgang hat, sollte als Erstes seine Ernährungsgewohnheiten unter die Lupe nehmen. Meist sind Mangel an Ballaststoffen und zu wenig Flüssigkeit die Ursachen erfolgloser »Sitzungen«. Erschwerend hinzu kommt häufig der Genuss zu vieler Süßigkeiten, wie vor allem Schokolade und Produkte aus weißem Mehl. Mitunter kann auch die Einnahme von Psychopharmaka oder Abführmitteln sowie chronische Leber- und Galleerkrankungen für den trägen Darm ver-

antwortlich sein. Im Zweifelsfall sollten Sie Ihre Schilddrüse untersuchen lassen, da sie Auslöser für einen zu
trägen Stoffwechsel sein kann.

Auch eine Störung des Säure-Basen-Haushalts kann
einer Verstopfung zugrunde liegen.

Ihre Salze
Zur innerlichen Behandlung von Verstopfung empfehlen
sich folgende Schüßler-Salze:
Nr. 7   Magnesium phosphoricum
Nr. 8   Natrium chloratum
Nr. 10   Natrium sulfuricum
Nr. 18   Calcium sulfidum
Nr. 20   Kalium aluminium sulfuricum

Zum Arzt, wenn
→ gleichzeitig Fieber, Übelkeit und Erbrechen auftreten;
→ Blut oder Schleimauflagerungen im Stuhl sind;
→ der Stuhlgang trotz ausreichender Flüssigkeitszufuhr
   und Behandlung länger als vier Tage ausbleibt.

Wadenkrämpfe
Warum sich plötzlich einzelne Muskelgruppen zusam-
menziehen und dann nicht mehr entspannen, ist bisher
nicht genau geklärt. Fakt ist, dass dieses Phänomen teil-
weise lebensgefährlich werden kann – beispielsweise
beim Schwimmen oder beim Tauchen. Wadenkrämpfe
können auch Indiz dafür sein, dass der Flüssigkeits- und
Mineralstoffhaushalt aus dem Gleichgewicht geraten ist.
Dazu kann es beispielsweise durch Erbrechen, Durchfall
oder vermehrtes Schwitzen kommen.

Ihre Salze

Zur innerlichen Behandlung eines Wadenkrampfs empfehlen sich folgende Schüßler-Salze:

Nr. 2   Calcium phosphoricum
Nr. 19   Cuprum arsenicosum

Zur äußerlichen Behandlung empfehlen sich die Salben:

Nr. 2   Calcium phosphoricum
Nr. 19   Cuprum arsenicosum

Zum Arzt, wenn

→ Wadenkrämpfe regelmäßig auftreten;
→ sich ein plötzlicher heftiger Schmerz in der Wade einstellt und länger bestehen bleibt. Denn dahinter kann sich unter Umständen auch eine Thrombose oder ein Muskelfaserriss verbergen.

Nur mit Schüßler-Salzen allein ist es nicht getan, um den Kilos Adieu zu sagen. Wichtig ist, dass Sie sich dazu kalorienbewusst und ausgewogen ernähren und sich ausreichend bewegen.

Zum Wunschgewicht mit Schüßler-Salzen

Schüßler-Salze können Ihnen wirksam beim Abnehmen helfen. Denn sie unterstützen Ihren Körper dabei, überschüssige Fettzellen abzubauen: Die Salze aktivieren den Stoffwechsel, bringen Fettpölsterchen zum Schmelzen und beugen Heißhunger-Attacken vor.

Je nach persönlicher Konstitution sind natürlich jeweils andere Salze hilfreich auf dem Weg zum Idealgewicht. Es gibt jedoch eine Reihe von Salzen, die ganz allgemein für jeden Menschen eine wirksame Hilfe beim Abnehmen darstellen. Wenn Sie diese Salze im Rahmen einer Kur einnehmen und mit einer kalorienbewussten Ernährung und Bewegung kombinieren, werden die Zeiger Ihrer Waage bald nach links wandern …

Salze für die schlanke Linie

Nr. 4. Kalium chloratum
Das Salz lindert Heißhungerattacken, fördert die Ausscheidung von Gift- und Schlackenstoffen, stärkt den Kreislauf und mobilisiert in Phasen von Müdigkeit, Erschöpfung und mangelndem Antrieb. Kalium chloratum unterstützt und reguliert zudem den Zucker- und Eiweißstoffwechsel.

Die beiden Ergänzungsmittel Lithium chloratum (Salz Nr. 16) und Natrium bicarbonicum (Salz Nr. 23) aktivieren ebenfalls den Stoffwechsel und die Ausscheidung von schädlichen Substanzen.

Nr. 9. Natrium phosphoricum
Dieses Salz lindert ebenso Heißhunger nach Süßigkeiten und fettreichen Nahrungsmitteln. Natrium phosphoricum reguliert weiterhin den Fettstoffwechsel und wirkt darüber hinaus gegen Übersäuerung: Es verwandelt Harnsäure zu Harnstoff, den die Nieren besser ausscheiden können. Zudem erhöht das Salz Nr. 9 den Durst auf Wasser und steigert das Bedürfnis nach Bewegung.

Nr. 10. Natrium sulfuricum
Das Salz fördert den Fettstoffwechsel und kurbelt die Stoffwechselaktivitäten an. Es hilft, Gift- und Schlackenstoffe abzubauen, und stärkt den Kreislauf. Zudem regt Salz Nr. 10 Bauchspeicheldrüse, Darm, Leber, Nieren und

Galle an, indem es die Absonderung von Verdauungssekreten unterstützt. Dadurch besitzt es indirekt eine entgiftende Wirkung. Es unterstützt auch die Verbrennung von Nährstoffen in der Zelle.

Zu den genannten Salzen wird die Salbe Calcium fluoratum (Salz Nr. 1) eingesetzt. Sie stärkt die Bindegewebe und verleiht der Haut genügend Spannkraft, um sich dem schlanker werdenden Körper anzupassen. Calciumfluoratum-Salbe hilft auch gegen Zellulitis, Falten und Gewebsverhärtungen.

Anwendung der Salze

In den ersten drei Tagen der Kur nehmen Sie täglich sechsmal je eine Tablette der drei Salze. Trinken Sie danach immer ein Glas Wasser, um den Körper bei der Ausscheidung der Gift- und Schlackenstoffe zu unterstützen. Zudem beugen Sie damit Gefühlen von Heißhunger vor. Nach diesen drei Tagen reduzieren Sie die Einnahme der Salze von sechs- auf dreimal täglich eine Tablette. Insgesamt sollten Sie die Kur vier bis fünf Wochen lang durchführen. Trinken Sie dazu reichlich – Tee oder Mineralwasser. Ideal, um überflüssige Pfunde noch besser purzeln zu lassen, sind Mate- und Pu-Erh-Tee sowie Bewegung, Bewegung, Bewegung!

SCHLUCKWEISE LEICHTER ...

Pu-Erh-Tee galt schon im alten China als wirksame Hilfe gegen Übergewicht. Der Tee enthält große Mengen an Mangan und Bitterstoffen, aber auch an Saponinen. Dadurch wird auch der Cholesterinspiegel gesenkt.

Zerrung

Typische Symptome sind Schwellungen des Gelenks sowie akute oder auch anhaltende Schmerzen. Die Bewegungsfähigkeit ist in der Regel eingeschränkt: Das Gelenk lässt sich nur bedingt in der üblichen Richtung bewegen, ist kaum belastbar und schmerzt beim Daraufdrücken. Nach einigen Tagen zeigt sich ein mehr oder weniger stark ausgeprägter Bluterguss. Zu einer Zerrung kommt es durch Überdehnung von Bändern und Gelenken. Wenn Sie sich nicht sicher sind, sollten Sie durch eine Röntgenaufnahme sicherstellen, dass es sich nicht um einen Knochenbruch handelt.

Ihre Salze
Zur innerlichen Behandlung empfehlen sich:
Nr. 1   Calcium fluoratum
Nr. 3   Ferrum phosphoricum
Nr. 20   Kalium aluminium sulfuricum

Zur äußerlichen Behandlung empfehlen sich die Salben:
Nr. 3   Ferrum phosphoricum

Zum Arzt, wenn
→ starke und anhaltende Schmerzen bestehen;
→ ein ausgedehnter blauer Fleck zu sehen ist;
→ keine Kontrolle mehr über die Gelenkbewegung möglich ist. Dann besteht Verdacht auf Bänderriss oder eine Verletzung der Gelenkkapsel.
→ Sie bei der Verletzung einen deutlichen Knacks im Gelenk gehört haben. Dann müssen Sie so schnell wie möglich zum Arzt.

Zum Nachschlagen

Literatur
Feichtinger, Thomas; Mandl, Elisabeth; Niedan-Feichtinger, Susana: Handbuch der Biochemie nach Dr. Schüßler. Haug-Verlag, Stuttgart 2005

Räke, Martina: Schüßler-Salze. Spuren im Gesicht. Richard Pflaum Verlag, München 2004

Jörgensen, Hans-Heinrich: 174 Fragen zu den Schüßler-Salzen beantwortet von A bis Z. WZG-Verlag, Dormagen 2007

Beck-Sickinger, A. G.; Hahn, U. (Hrsg.): Lehrbuch der Biochemie. Wiley-VCH, Weinheim 2002

Steingassner, Hans M.: Homöopathie verstehen. Verlag Wilhelm Maudrich, Wien, München, Bern 1999

Adresse des Dachverbandes
Biochemischer Bund Deutschlands e.V.
In der Kuhtrift 18, 41541 Dormagen
Fax: (02133) 739138, Mail: biochemie@bbdnet.de

Internet-Adressen
www.biochemie-net.de
www.schuessler.dhu.de
www.schuessler-salze-liste.de

Stichwortverzeichnis

Gewebserschlaffung 30, 53, 54, 63, 84
Gicht 43, 48, 50, 82
Gürtelrose 53

Haar, fettiges 44
Haarausfall 46, 50
– kreisrunder 53
Hahnemann, Samuel 14 f.
Halsentzündung 38, 81, 123
Haltungsschwäche 29
Harnabgang 63
Hämorrhoiden 30, 46, 53, 83
Haare 45, 85
Haut 29, 30, 44, 45, 49, 51
– erkrankung 38, 53
– fältchen 54, 79, 84
– fettige 54, 84
– pilz 54
– schuppen 38, 71, 84
– trockene 54
– unreinheiten 54, 66, 75, 84
Head'sche Zonen 54
Heiserkeit 34
Heißhunger 68
»Heiße Sieben« 40, 99
Helle Stelle zwischen Mund und Nase 77
Heuschnupfen 52
Herpes simplex 42, 53, 54, 78, 84, 124
Herz 39, 50
– rasen 49, 83
– rhythmusstörungen 65, 73
Hexenschuss 53, 54
Hickethier, Kurt 59
Homöopathie 8
Hornhaut 30, 63, 84
Hühnerauge 53, 54
Husten 41, 125

Immunsystem, schwaches 32, 34, 67, 85
Infekt, grippaler 120
Insektenstich 54, 126
Ischiasbeschwerden 51, 53

Juckreiz 40, 46, 53, 73, 78, 84

Kalium aluminium sulfuricum (Salz Nr. 20, Kaliumaluminiumsulfat) 51, 114, 118, 127, 130, 135, 137
Kalium arsenicosum (Salz Nr. 13, Kaliumarsenit) 49, 113, 117, 130, 131
Kalium bromatum (Salz Nr. 14, Kaliumbromid) 49, 117, 119, 125, 132, 134
Kalium chloratum (Salz Nr. 4, Kaliumchlorid) 17, 94, 110, 114, 122, 123, 124, 125, 130, 138
Kalium iodatum (Salz Nr. 15, Kaliumjodid) 50, 109, 112, 127, 130
Kalium phosphoricum (Salz Nr. 5, Kaliumphosphat) 17, 94, 109, 116, 117, 119, 121, 122, 128, 134
Kalium sulfuricum (Salz Nr. 6, Kaliumsulfat) 17, 37 f., 94, 109, 113, 116, 118, 128
Karies 30, 86
Kelloide 30
Keuchhusten 40
Klaustrophobie 70, 72, 86
Konstitutionsbehandlung 55, 89
Kopfschmerzen 37, 41, 42, 65, 86, 126
Kopfschuppen 53
Knochen 29, 30, 31, 39
Knochenbruch 37, 53, 82
Knochenschwund 30, 63, 65, 82
Konstitution 24, 26
Konzentrationsschwierigkeiten 67, 70, 87
Krampfadern 30, 46, 63, 68, 84
Krämpfe 39, 49, 51, 53, 73, 83

Lähmungserscheinungen 53, 70
Laktoseintoleranz 21, 31

Lampenfieber 73, 74
Leberbeschwerden 45
Lernschwierigkeiten 37
Licht- und Lärmempfindlichkeit 47
Lithium chloratum (Salz Nr. 16, Lithiumchlorid) 50, 114, 115, 118, 133
Lungenleiden 31, 52
Lungenentzündung 34
Lymphdrüsen, geschwollene 52, 53, 68
Lymphsystem 43

Magen-Darminfekt 33
Magen-Darmschleimhautentzündung 35, 38, 83
Magnesium phosphoricum (Salz Nr. 7, Magnesiumphosphat) 17, 39 f., 98, 113, 116, 127, 132, 135
Mandelentzündung 34, 44, 48, 81
Manganum sulfuricum (Salz Nr. 17, Mangansulfat) 50, 111, 118, 120
Mangelerscheinungen 59
Masern 38, 68
Menstruationsbeschwerden 31, 33, 41, 51
– schmerzen 73
Migräne 41, 42
»Milchbrille« 67
Milchmangel nach Geburt 42
Milchzuckerunverträglichkeit → Laktoseintoleranz
Mineralstoffe 25
Minderwertigkeitsgefühle 64, 86
Mittelohrentzündung 34, 38, 48, 68
Müdigkeit 67, 70, 86
Mundgeruch 69, 86, 127
Mumps 68
Muskelkater 53, 128
Muskelschwäche 37, 70, 83
Muskelzuckungen 75
Muttermale 71, 84

Haftungsausschluss
Die Inhalte dieses Buches sind sorgfältig recherchiert und erarbeitet
worden. Dennoch kann weder die Autorin noch der Verlag für die
Angaben in diesem Buch eine Haftung übernehmen.

Weltbild Buchverlag
–Originalausgaben–
Taschenbuchausgabe 2008 für Verlagsgruppe Weltbild GmbH,
Steinerne Furt, 86167 Augsburg
Copyright © 2004 Verlagsgruppe Weltbild GmbH,
Steinerne Furt, 86167 Augsburg
Alle Rechte vorbehalten

Projektleitung: Almut Seikel
Redaktion: Anna Cavelius
Umschlagabbildung: © Getty Images (Alix Minde)
Umschlaggestaltung: bürosüd°, München
Illustrationen: Sascha Wuillemet, München
Satz: avak Publikationsdesign, München
Gesetzt aus der Palatino 10,5/14 pt
Druck und Bindung: Bagel Roto-Offset GmbH & Co. KG, Schleinitz

Gedruckt auf chlorfrei gebleichtem Papier

Printed in the EU

ISBN 978-3-89897-973-3